AF474652

EXAMEN COMPARATIF

DE LA PETITE-VÉROLE

ET

DE LA VACCINE.

EXAMEN COMPARATIF
DE LA PETITE-VÉROLE
ET
DE LA VACCINE;

MÉMOIRE

En réponse aux questions proposées par la Société Académique du département de la Loire-Inférieure, pour sujet d'un prix à décerner dans la séance publique de 1821;

PAR B. SALLION,

Docteur en médecine; médecin de prisons de Nantes; membre de la Société Académique du département de la Loire-Inférieure; correspondant du Cercle médical de Paris, et de la Société de médecine, chirurgie et pharmacie du département de l'Eure.

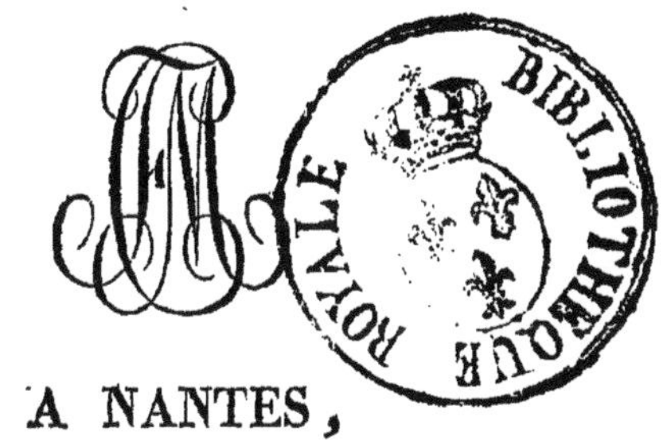

A NANTES,

DE L'IMPRIMERIE DE MELLINET-MALASSIS;

IMPRIMEUR DE LA SOCIÉTÉ ACADÉMIQUE.

1822.

A

La Société Académique

du département de la Loire-inférieure.

A mon beau-père,

M.r Joseph Chizeau,

Docteur en chirurgie, ancien chirurgien-major de l'Hôtel-Dieu de Nantes, et chirurgien honoraire et consultant des Hospices civils de cette ville.

EXTRAIT *du procès-verbal de la séance tenue le 2 août 1821, par la Société Académique du département de la Loire-inférieure.*

LA Société Académique du département de la Loire-inférieure avait mis au concours diverses questions relatives à la vaccine, pour sujet d'un prix qu'elle devait décerner dans sa séance publique de 1821.

Quatre mémoires lui ont été adressés sur cette série de questions importantes.

Le mémoire n.° 1 avait pour devise cette sentence tirée de Bacon : *L'observation est la clef des sciences.*

Le n.° 2 portait pour épigraphe cette citation de l'ouvrage de J.-P. Frank, *de Variolis*, § 327 : *Variolæ solæ, strages, quàm pestes simul omnes, majores, ex quo semel Europam invasêre, ediderunt.*

Le n.° 3 se faisait remarquer par ces vers d'Horace :

> *Æquè pauperibus prodest, locupletibus æquè ;*
> *Æquè neglectum pueris, senibusquè nocebit.*
>
> HORAT. Epist. Lib. 1. Epist. 1.

Enfin le n.° 4 portait cette invocation : *Vaccine, fille du Ciel ! continues de répandre tes bienfaits sur la terre ; la reconnaissance t'y dressera des autels !*

La commission nommée par la Société Académique pour examiner ces compositions, en prendre connaissance et les comparer entr'elles, après y avoir donné l'attention la plus scrupuleuse, a été unanimement d'avis que le mémoire n.° 2, portant la citation latine de l'ouvrage de J. P. Frank, *de Variolis*, était supérieur à ceux des autres concurrens : que l'auteur avait bien saisi l'esprit et l'intention du programme, et avait rempli les conditions qui y sont exprimées. Elle a déclaré qu'il méritait que le prix lui fut décerné, et que, dans le cas où son jugement serait confirmé par la Société, elle exprimait le vœu que l'auteur fit imprimer son travail, en le resserrant peut-être un peu, et en lui donnant une forme un peu moins scientifique.

La Société Académique, dans sa séance du 2 août 1821, sur le rapport de la commission, et après en avoir délibéré, a décidé que le prix serait adjugé au mémoire n.° 2, et que les billets cachetés annexés aux autres compositions seraient détruits.

M. Sallion fils, docteur en médecine, s'étant fait connaître pour l'auteur du mémoire couronné, la Société a regretté de ne pouvoir lui donner le prix, parce que, aux termes des anciens usages de la Société, qui n'ont point été abrogés, les membres résidans sont exclus du concours. Elle a décidé que le prix serait retiré. Mais considérant que l'ouvrage de M. Sallion était d'un grand intérêt, et que la publication pourrait en être très-utile, la Société Académique a résolu de le faire imprimer à ses frais, et a adopté ce moyen qui lui a paru propre à concilier la justice et le respect pour les usages établis.

A Nantes, le 2 août 1821.

LE BOYER, *président.*

L.-F. DE TOLLENARE, *Secrétaire-général.*

EXAMEN COMPARATIF DE LA PETITE-VÉROLE ET DE LA VACCINE.

Variolæ solæ, strages, quàm pestes simul omnes, majores, ex quo semel Europam invasêre, ediderunt.

J.-P. FRANK, *De Variolis*, § 327.

Lorsque l'immortel Jenner fit connaître qu'il existait sur les vaches répandues dans les riches pâturages du comté de Glocester, une maladie éruptive, dont l'inoculation était un préservatif assuré contre la petite-vérole, la nouveauté de ce fait, la simplicité de la maladie que l'on substituait à une affection aussi grave, durent rendre circonspectes une foule de personnes sensées qui élevèrent d'abord sur cette découverte les doutes de la raison. Mais l'énorme masse des expériences que l'on tenta de toutes parts, leurs résultats constans et uniformes ; les contr'épreuves multipliées sans succès ; l'assentiment de tous les médecins ;

les suffrages de toutes les sociétés savantes; l'empressement que tous les gouvernemens apportèrent à protéger et à propager cette pratique; l'hommage solennel que lui rendirent les souverains des Empires, en y soumettant les héritiers de leurs couronnes, tout, en un mot, se concerta pour éclairer les doutes des plus timides, et il ne resta plus d'opposans que parmi des esprits opiniâtres et aveugles, ou des hommes que des intérêts particuliers portèrent à s'inscrire en faux contre une pratique qui choquait leur manière de penser, ou qui pouvait leur ôter une partie de leur influence et de leurs bénéfices. Aussi, dans l'état actuel des choses, est-il bien incontestablement reconnu, par toutes les classes de la société, que la vaccine préserve de la petite-vérole.

Mais les ennemis de cette précieuse découverte, ou même des personnes peu éclairées et craintives, qui cherchent, de bonne foi, la verité, font d'autres objections; et, tout en admettant que la vaccine préserve bien de la petite-vérole, ils avancent que, le germe de cette maladie étant inné, son développement était pour l'économie animale un dépuratif nécessaire, qui la débarrassait, en outre, d'une masse d'humeurs que l'éruption variolique entraînait avec elle; et que le séjour de ces humeurs dans le corps des vaccinés devait imprimer aux maladies dont ces individus peuvent être consécutivement atteints, un caractère de malignité ou de plus grande gravité, et même devait donner lieu à des maladies nouvelles ou inconnues auparavant ; et ils vont même jusqu'à accuser la vaccine de transmettre aux inoculés différentes maladies dont seraient atteints les sujets sur lesquels on aurait puisé le vaccin.

De telles assertions, répétées quelquefois même par des hommes considérés, sont bien de nature à alarmer des parens tendres et soigneux de la conservation de la santé de leurs enfans ; et il était important d'examiner sur quels fondemens elles sont appuyées. C'est ce qui n'a point échappé à la sollicitude de la Société Académique de la Loire-inférieure, qui, considérant combien il serait utile de détruire les préventions qu'on oppose encore journellement à la vaccine, a mis au concours les questions suivantes :

« Lorsque la petite-vérole avait son libre cours,
» exerçait-elle une influence heureuse sur les autres
» maladies ; celles-ci étaient-elles moins multipliées
» ou moins funestes ?

» Est-il dans la nature de l'homme d'avoir in-
» dispensablement la petite-vérole ; en porte-t-il
» le germe inné ; son développement devient-il un
» dépuratif de l'économie animale ?

» La vaccination peut-elle développer quelques
» principes morbifiques ; les enfans peuvent-ils

» transmettre à d'autres enfans, par la vaccine, » le germe de maladies dont ils pourraient être » atteints; sous ce rapport est-il réellement avan- » tageux et nécessaire de s'assujettir à des pré- » cautions extraordinaires ? »

Convaincu de l'importance et de l'innocuité de la vaccine, j'ai osé prendre la tâche honorable de répondre à ces questions; croyant qu'il est du devoir de tout médecin d'apporter son tribut de lumières, quelque faible qu'il soit, pour éclairer les hommes sur les intérêts si précieux de leur santé.

Avant d'entrer en matière, je dois faire observer qu'un travail de la nature de celui-ci ne peut être, en quelque sorte, qu'un rapprochement raisonné de ce qui a déjà été dit. En effet, la question est jugée dans l'esprit de presque tous les médecins, par la masse des faits qui sont venus successivement à leur connaissance, et aussi par ce qu'ont dû leur apprendre le raisonnement médical et l'analogie. Il ne s'agissait donc que de coordonner les faits et les raisons sur lesquels se basait leur croyance, et, j'ose dire, leur conviction, afin de la faire partager au public, qu'intéresse essentiellement la solution des questions proposées. Dès lors l'érudition devenait nécessaire; car l'écrivain ne pouvait offrir simplement le résultat nu de son opinion : il fallait qu'il en détaillât les motifs, et qu'il indiquât les autorités qui lui avaient servi à l'établir. Aussi ne me suis-je pas fait un scrupule d'emprunter quelquefois les expressions de plusieurs auteurs qui me paraissaient avoir mieux développé que je n'aurais pu le faire, ce qu'il importait de connaître sur l'objet qui va nous occuper. Je regrette même de n'avoir pas été à portée de puiser à toutes les sources, et d'avoir trop souvent été livré à mes propres forces. Mais la vérité est une; et, sans se consulter, plusieurs personnes peuvent bien la rencontrer. Cet aveu fait, je vais entrer en matière, entourré de tous les appuis que j'ai trouvés sous ma main.

Depuis que la pratique de la vaccine est établie, quelques personnes ont prétendu que lorsque la petite-vérole avait son libre cours, elle exerçait une influence heureuse sur les autres maladies, qui d'ailleurs étaient moins multipliées ou moins funestes.

Au premier aperçu et sans scruter les profondeurs de la science, on peut dire que; loin de reconnaître en quoi la petite-vérole est utile, on voit, au contraire, qu'un grand nombre de faits, évidens aux yeux même des personnes étrangères à l'art de guérir, attestent la fâcheuse influence de cette maladie, en nous la présentant comme la cause efficiente ou prédisposante des plus graves ou des plus hideuses affections, en même tems qu'elle moissonne une immense partie de la population (*).

Dans l'énumération des désastres qu'elle occasionne, je n'omettrai point de parler de la perte de la beauté, de ce don précieux de la nature, que nous admirons dans tous les ouvrages de la création, et qui mérite, à bien plus juste titre, nos hommages dans l'espèce humaine. La plupart des aveugles le sont devenus par les effets de la petite-vérole : tous les médecins ont eu de nombreuses occasions de s'en assurer ; et, à défaut d'autres preuves, les hideuses cicatrices qui, presque toujours, sillonnent le visage de ces malheureux, suffiraient pour en convaincre. Si les ravages du mal n'ont pas été portés au point de détruire l'organe de la vue, ils ont souvent produit sur la cornée transparente des taches qui, interceptant, en tout ou en partie, le passage des rayons lumineux, rendent nulle ou incomplette l'action de la rétine : ou bien ils ont occasionné des éraillemens des paupières, la perte des cils, des lar-

---

(*) Le docteur *Krauss*, médecin Bavarois, dans un excellent *Traité sur l'inoculation de la vaccine, considérée sous le rapport de ses avantages pour l'Etat, les familles et les individus*, calcule comme suit, la destruction que la petite-vérole faisait, à peu-près chaque année, avant la découverte de la vaccine : en Allemagne 72,000 ; dans le cercle de Rézat 1500 ; en Autriche 60,000 ; en Prusse 25,000 ; en Europe 400,000 ; et, d'après Thornton, sur le globe, 800,000.

moiemens incurables, et d'autres affections qui tourmentent la malheureuse victime, ou déforment horriblement son visage. D'autres fois des dépôts dans la cavité intérieure de l'oreille détruisent ou altèrent les organes si délicats de l'ouïe, annullent l'audition ou la rendent imparfaite : ensorte que les deux fonctions qui servent le plus à l'entretien des rapports de l'homme en société, et qui sont le plus essentiellement nécessaires à ses besoins, se trouvent souvent compromises et même anéanties par les effets de la petite-vérole. Ce ne sont point là les seules lésions que cette maladie imprime aux organes de la vie de relation. Souvent des dépôts dans les articulations ont donné lieu à des atrophies, à des claudications, à des ankyloses, à des déformations diverses des membres, qui rendent inaptes à plusieurs fonctions, privent de certains agrémens, et mettent hors d'état de pourvoir à leur subsistance des hommes que leur position dans le monde avait destinés au travail.

Voilà des résultats que chacun peut apprécier : mais le médecin considérant ensuite l'influence qu'exerce la petite-vérole sur la vie intérieure, voit, d'un côté, que souvent, pendant le cours de cette maladie, toutes les fonctions éprouvent de graves altérations; et que, d'une autre part, ces altérations peuvent subsister après la cessation de la maladie qui les a produites, et, d'effets qu'elles étaient, devenir, à leur tour, la cause d'affections plus ou moins sérieuses, et quelquefois mortelles. *Stoll*, dans son langage énergique, trace un tableau effrayant autant que vrai de ces accidens (1) : tous les auteurs s'accordent sur la gravité actuelle de cette maladie, et sur les maux qu'elle entraîne après elle.

Si les maux que la petite-vérole occasionne sont bien connus, il n'en est pas ainsi de ceux que l'on dit en recevoir une influence salutaire. Les uns sont, en effet, tracés le plus souvent en caractères inneffaçables sur le corps des victimes de cette maladie, et sont consignés dans tous les livres ; nulle part, au contraire, on ne trouve un cas bien précis où on la voie exercer sur une autre affection une influence heureuse. Cette idée est purement hypothétique et spéculative ; et l'absence de faits à l'appui, au milieu des faits innombrables qui s'élèvent pour prouver sa nocuité et son influence productive d'autres maladies, serait déjà un motif suffisant de la rejetter. Car on ne peut s'empêcher de remarquer que la médecine d'observation, ce flambeau sans lequel toute théorie n'est que ténèbres et erreurs, n'a encore rien fait soupçonner de légitime à cet égard. D'un autre côté, et sans de plus grandes explications, on se demande

(1) Aphorismes 538, 545, 546.

comment un mal aussi redoutable pourrait être un bien ; en quoi le désordre effrayant des fonctions qu'il occasionne serait avantageux. Si l'on objecte que la petite-vérole n'offre pas toujours un ensemble de symptômes aussi graves que ceux que Stoll a tracés, je répondrai que, dans tous les cas, la différence n'existe que du plus au moins, et que l'essence de la maladie est toujours la même, et par conséquent ses effets toujours identiques, quoique variables dans leur degré d'importance. On dira peut-être encore que le virus variolique, en pénétrant dans le corps, et en s'assimilant aux fluides vivans, doit, dans le mouvement excentrique qu'il détermine, entraîner au-dehors certains principes humoraux viciés, et, par-conséquent, en débarrasser le corps. Mais c'est ici une supposition tout-à-fait gratuite. Comment prouver que les choses se passent ainsi ? Et, en admettant même que cela fut possible, l'avantage présumé ne pourrait avoir lieu que pour les humeurs étrangères à l'économie, et qui, comme le virus variolique, y auraient été fortuitement introduites, si d'ailleurs on ne savait déjà, par les exemples de coïncidence de la rougeole et de la petite-vérole, que l'une de ces maladies n'exerce aucune influence sur le développement de l'autre, dont la marche est arrêtée, il est vrai, pendant que l'une parcoure ses périodes, mais qui reprend son cours dès que la première est terminée (1). Mais s'il s'agissait d'humeurs déjà produites et dépendantes de la constitution, on pourrait tout au plus accorder que l'éruption variolique entraînerait avec elle celles qui seraient actuellement existantes, et il resterait à savoir si la disposition organique qui les produisait, en serait pour cela détruite. Il faudrait donc encore examiner si l'introduction de la petite-vérole ne serait pas un stimulus favorable qui imprimerait aux solides vivans une certaine modification heureuse et quelquefois même spécifique ; et c'est en ce sens qu'on aurait proclamé les avantages de la petite-vérole inoculée, dans certaines affections chroniques, du système lymphatique.

J'accorderai volontiers que, lors d'une variole bénigne, le stimulus imprimé à toute l'économie peut être avantageux à des individus d'une texture lâche, et qui sont disposés à l'engourdissement de toutes les fonctions. Il est même à présumer que quelques affections chroniques de la peau et des glandes sous-cutanées pourraient être favorablement modifiées par ce stimulus, renfermé toutefois dans de justes bornes et appliqué dans des cas donnés. Cette excitation générale imprimée à tout l'organisme expliquerait comment Rosen aurait remarqué que lorsqu'un enfant est pris de

(1) Rosen, *Traité des maladies des enfans*, p. 261.

la petite-vérole pendant une fièvre intermittente ; celle-ci disparaît, au moins à parler généralement (1). Cependant, malgré ces faits, on ne devrait pas encore se hâter de conclure en faveur de la variole ; car on voit le plus souvent ces fièvres reparaître lorsque cette maladie est terminée. Et d'ailleurs, il n'y a ici aucune spécialité de la part de la petite-vérole : bien d'autres maladies ont aussi le privilège de suspendre le cours de celles qui se montrent avec elles. J'ai vu bien des fois une fièvre intermittente, une inflammation de poitrine, ou toute autre maladie aiguë, survenant chez un individu affecté de blennorrhagie, faire disparaître l'écoulement, qui ne se montrait plus qu'après la maladie survenue, ou qui même était tari pour toujours. Or, peut-on dire que, dans ces cas, l'inflammation de poitrine, ou la fièvre intermittente aient été des moyens curatifs ou lénitifs de la syphilis ? Mais, au reste, que serait ce bienfait éphémère de la petite-vérole, en comparaison de tous les dangers et de tous les maux qu'elle occasionne ? Bienfait qui n'étant d'ailleurs qu'une conséquence des modifications imprimées à la direction habituelle des forces vitales, peut être obtenu avec plus de certitude par plusieurs autres moyens entièrement innocens.

---

(1) Ouvrage cité, p. 123.

En recherchant plus spécialement sur quelle série de maladies la petite-vérole exercerait une influence avantageuse, on a déjà vu qu'il faut en exclure les lésions de l'organe de la vue, de l'organe de l'ouïe et de ceux de la locomotion. Toutes les maladies, soit aigues, soit chroniques du poumon, n'ont rien à en espérer, puisque même elles en sont souvent l'effet immédiat. Les engorgemens glanduleux du mésentère, et, en général, toutes les affections profondes et natives du systême lymphatique en ont toujours été aggravés. Souvent chez les scrofuleux, l'impression du virus variolique sur les glandes du mésentère, occasionne l'affection connue sous le nom de *Carreau*, d'où résultent l'absorption incomplette des produits de la digestion, la diarrhée, la lienterie, et enfin la consomption par défaut de nutrition. Et, lorsque cette impression a été portée sur les glandes bronchiales ou sur les poumons, l'inflammation de ces parties en est le résultat immédiat; et si l'on parvient d'abord à la combattre avec succès, il n'en reste pas moins trop souvent les rudimens de la phthisie pulmonaire, qui plus tard, en se développant, causeront la mort. Cependant beaucoup de personnes affirment que les scrofules sont plus fréquentes depuis l'introduction de la vaccine, parce qu'elles prétendent que l'éruption de la petite-vérole entraînait au-dehors les humeurs scrofuleuses. Cette opinion a peut-être pris sa source dans les rapports de plusieurs inoculateurs anglais, et entr'autres de Dimsdale, qui assuraient que l'inoculation réussissait très-bien chez les individus qui ont des dispositions aux écrouelles; et qui disaient avoir vu beaucoup d'individus scrofuleux et même phthisiques guéris par l'inoculation de la petite-vérole (1). Mais ces auteurs, et avec eux Désoteux et Valentin, qui rapportent des exemples semblables (2), ne s'en seraient-ils pas laissé imposer par des apparences fallacieuses, et par le désir qu'ils avaient d'augmenter la confiance dans la pratique de l'inoculation? et n'auraient-ils pas jugé quelquefois d'après l'argument *post hoc, ergò propter hoc*? Leurs assertions, fondées sur les avantages qu'on retire des stimulans en géneral dans le traitement des scrofules, ferait supposer qu'on est toujours maître de modérer la fièvre qui accompagne l'inoculation; car si elle était forte et si l'éruption était abondante, la santé, comme Mr Husson l'observe à ce sujet, serait sérieusement compromise par la suite. Et on doit remarquer qu'il ne s'agit même ici que de l'inoculation, c'est-à-dire, de la petite-vérole réduite à son *minimum* d'intensité.

---

(1) Au rapport de Rosen, ouvrage cité, p. 208.

(2) Traité historique et pratique de l'inoculation.

Bien loin donc que la petite-vérole soit utile aux scrofuleux, on doit affirmer, d'après l'expérience, qu'en général elle aggrave leur état. « On » ne peut répondre, dit M.r Husson (1), que la » petite-vérole, même inoculée, ne puisse exciter » et mettre en activité, dans les personnes faibles » et d'un tempérament disposé aux scrofules, cette » cruelle maladie, et beaucoup d'autres qu'elle » réveille souvent à sa suite ». Le D.r Graffenauer en cite un exemple fort remarquable dans ses observations sur l'épidémie variolique qui régna à Strasbourg dans les années X et XI (2). Jenner dit qu'il arrive tous les jours que la petite-vérole augmente l'activité du vice scrofuleux, et que ce n'est pas plus de son caractère de gravité que de son caractère de bénignité que paraissent dépendre l'augmentation et le développement de ce vice, puisqu'il a lieu dans l'un comme dans l'autre cas (3). Aikin prétend avec plusieurs médecins anglais, que l'inoculation de la petite-vérole peut rendre la constitution plus susceptible des écrouelles, quand il y avait auparavant une tendance à cette maladie. Le D.r Odier, de Genève, se plaint aussi de la funeste propriété qu'a la petite-vérole, même inoculée, de développer la disposition aux scro-

(1) Recherches hist. et med. sur la vaccine, 2.e édit., p. 61.

(2) Journal général de méd., chirurg. et pharm., tom. 20, p. 136.

(3) Recher. sur les causes et les effets de la *variolæ vaccinæ*, p. 56.

fules (1). Enfin, pour me borner dans les citations des autorités que je pourrais produire en grand nombre, le D.r Desgaultières, dans un compte rendu des observations faites à l'Hôtel-Dieu de Lyon en 1811 et 1812, fait mention de quelques petites-véroles suivies de la mort; et il observe que les individus qui succombaient étaient presque toujours scrofuleux; remarque déjà faite par M. Baumes, dans son traité du *Vice scrofuleux*, où il rapporte l'avoir souvent vérifiée. Ainsi on voit sur quels fondemens est établie l'opinion de ceux qui croient que la petite-vérole est un dépuratif utile dans les maladies scrofuleuses.

Que dire des cas que l'on prétend avoir observés, de phthisies pulmonaires guéries par l'inoculation de la petite-vérole? Si la phthisie dépendait d'un vice scrofuleux, on vient de voir qu'elle ne pouvait qu'être aggravée : si elle était muqueuse, inflammatoire, l'inoculation est un moyen révulsif par trop téméraire pour être employé. Dans tous les cas, et en supposant que la petite-vérole eut parcouru ses périodes sans causer aucun dommage, croit-on que la désorganisation du poumon eût pu être remplacée par l'état sain? Dans les exemples qu'on a rapportés, il n'y avait donc pas réellement de phthisie. Il est d'ailleurs d'observation

(1) Bibliothèque Britannique, tom. 15, p. 289.

constante que la petite-vérole a une grande tendance à affecter les organes pulmonaires : aussi la pleurésie, la péripneumonie, la phthisie, l'asthme, sont-elles autant d'affections qui, très-souvent, l'accompagnent ou la suivent. C'est pourquoi elle sera toujours une maladie très-redoutable pour les personnes qui ont une disposition aux affections de poitrine, d'après cette autre observation clinique que la petite-vérole prend le caractère qui domine dans le tempérament des sujets qu'elle attaque, et qu'elle aggrave les états morbifiques qui s'y rattachent.

Toutes les maladies fébriles, et tous les maux capables d'être augmentés par l'état fébrile, ne peuvent certainement recevoir aucune influence heureuse de la petite-vérole ; car l'excitation que celle-ci imprime à toute l'économie doit, en se joignant à celle qui existe déjà, jetter toutes les fonctions dans le plus grand désordre : delà, suivant l'organe prédisposé, des inflammations de la poitrine, du cerveau ; des convulsions ; différentes affections du système digestif, etc., etc.

Dimsdale exclut de l'inoculation de la petite-vérole tous les individus pris de fièvres ardentes avec éruptions ; ceux en qui l'on aperçoit les signes d'humeurs extrêmement acrimonieuses ; ceux qui sont disposés au marasme, et ceux qui ont souvent des fièvres intermittentes (1). Rosen dit qu'une femme grosse a tout à craindre de cette maladie, tant pour elle que pour son fruit ; et que le danger n'est pas moins grand pour les femmes en couches (2). Suivant lui et bien d'autres médecins, les douleurs de la dentition ont souvent contribué à faire prendre à la maladie un mauvais caractère (3) ; et réciproquement la petite-vérole peut, dans ces cas, exciter des mouvemens nerveux et des convulsions quelquefois mortelles.

Nous avons déjà vu que la rougeole n'éprouvait aucune amélioration de sa coïncidence avec la petite-vérole : l'analogie fait porter le même jugement à l'égard de la scarlatine. Rosen avait observé que, dans les épidémies qui sont accompagnées de fièvre exanthématique, la petite-vérole était partout très-mauvaise (4). Or, d'après cette observation, on ne voit guères quelle heureuse influence le développement de la variole exercerait sur les maladies éruptives.

On a parlé de dartres et d'affections syphilitiques qui avaient disparu après l'éruption de la petite-vérole. Mais est-on pour cela autorisé à conclure que cette maladie ait agi sur les autres d'une ma-

---

(1) Cité par Rosen, p. 208.

(2) Ouvrage cité, p. 123.

(3) Ouvrage cité, p. 125.

(4) Ouvrage cité, p. 134.

nière spécifique? Ces faits, s'ils sont bien constatés, ne dépendent-ils pas de la direction contraire et violente imprimée aux forces vitales? Si, d'ailleurs, des dartres, des affections syphilitiques ont disparu devant l'éruption de la petite-vérole, qui a répondu à ceux qui ont été témoins de ces faits qu'elles ne se sont pas reproduites, lorsque la nature a été débarrassée de l'affection variolique? C'est ainsi que Desoteux rapporte avoir vu à Besançon une femme guérie d'un cancer, par l'effet de la petite-vérole naturelle; mais il reparut quelques mois après, fit de nouveaux progrès, et la femme périt (1).

Il est, d'ailleurs, si difficile d'assigner la part favorable de cette maladie sur la marche et le caractère des autres affections, qu'on ne peut pas même dire dans quel cas elle sera elle-même bénigne ou funeste. « Tous les jours, dit Rosen, » on voit des sujets périr presque subitement, » après deux ou trois jours de maladie, et » cependant avec les meilleurs signes. Il ne faut » jamais se flatter dans une maladie de ce genre; » confluente ou discrète, l'une est tantôt plus » dangereuse que l'autre, et *vicè versâ*; car une « petite-vérole discrète est quelquefois mortelle, » tandis qu'on se sauve tous les jours d'une con- » fluente. L'inoculation est suivie elle-même des

(1) Ouvrage cité, p. 137.

» mêmes phénomènes (1). » Maintenant, je le demande, quelle prérogative pourrait avoir un mal aussi insidieux ?

Ces considérations, tendant à prouver que non-seulement la petite-vérole n'exerçait point une influence heureuse sur les autres maladies, mais qu'au contraire elle était elle-même la cause efficiente ou déterminante de plusieurs affections, seraient déjà suffisantes pour démontrer que, pendant qu'elle avait son libre cours, les autres maladies n'étaient ni moins multipliées, ni moins funestes.

Pour s'en assurer de plus en plus, qu'on ouvre les livres des médecins antérieurs à l'apparition de la petite-vérole en Europe, et qu'on les compare à ceux des médecins qui ont écrit depuis cette époque, on verra par-tout les mêmes affections, modifiées suivant les climats, les mœurs, les habitudes, etc. Depuis que ce fléau s'est répandu parmi nous, la peste a exercé ses ravages avec plus de fureur peut-être qu'auparavant. On a vu en 1793, époque où la peste régnait à Constantinople, que la petite-vérole se développa avec une fureur sans exemple ; de telle sorte que la nation juive, composée d'environ douze mille personnes, en perdit plus de deux mille (2). Remarquons,

(1) Ouvrage cité, p. 134 et 135.

(2) Journal Gén. de Méd. Ch. et Pharm., tom. 19, p. 118.

à cet égard, que la petite-vérole nous a été apportée des pays où la peste est endémique.

Si nous avons vu la lèpre disparaître de nos contrées, c'est parce qu'on a su opposer des barrières à sa propagation. Cependant un médecin anglais, le D.r Moseley, dans une discussion historique et critique sur la vaccine, semblerait insinuer que la cessation de cette maladie, ainsi que de l'éléphantiasis, devrait être attribuée à la petite-vérole, lorsqu'il dit que, pendant tout le tems qu'il a demeuré aux Indes occidentales, il n'a jamais vu d'individu affecté du pian ou de l'éléphantiasis, qui eût la petite-vérole spontanément, quoiqu'il vécut au milieu des personnes atteintes de cette maladie (1) : ce qui donnerait à croire que ces affections se repoussent mutuellement. Mais cette circonstance ne tiendrait-elle pas à ce que le tissu dermoïde chez ces malades a pris en quelque sorte une organisation nouvelle qui le rend incapable de devenir le siége de l'éruption variolique ? En admettant même que ce fait fut généralement vrai, et que la petite-vérole nous eut effectivement débarrassés de la lèpre et de l'éléphantiasis, croirait-on qu'on dût s'en féliciter ? Ce même médecin dit aussi avoir vu à Rome, à l'hôpital di S. Gallicano, où l'on soigne tous ceux

---

(1) La vaccine combattue dans le pays où elle a pris naissance, p. 224.

qui ont la teigne, que ces malades ne sont point sujets à la contagion de la petite-vérole (1). Cette assertion paraît être le fruit de la prévention ou d'une observation incomplette. Un tel fait, s'il existait, se fut sans doute présenté à d'autres médecins, et on n'eut pas manqué de le consigner dans quelques-uns des nombreux écrits qui ont été publiés sur la variole.

Si depuis que la petite-vérole s'est répandue en Europe, la lèpre et les maladies analogues ont disparu, d'autres contagions non moins funestes les ont remplacées. Au premier rang je citerai la syphilis : la coqueluche paraît aussi une maladie nouvelle, ce fut en 1414 qu'on la vit paraître en France (2), et la petite-vérole était déjà connue en Espagne en 714. La rougeole et la scarlatine sont de même des maladies inconnues de l'antiquité, et dont l'apparition est postérieure à celle de la petite-vérole. Ainsi, loin que cette maladie ait diminué le nombre des autres, on en voit plusieurs qui ne s'étaient jamais montrées avant elle. Depuis la découverte de Jenner, on n'a observé aucune maladie nouvelle : on peut même affirmer que la mortalité est moindre, ce qui doit provenir, ou de ce que la petite-vérole était la cause de l'ex-

(1) La vaccine combattue dans le pays où elle a pris naissance, p. 224.

(2) Rosen, ouv. cité, p. 318.

cédent de mortalité qu'on voyait autrefois ; ou de ce que cette affection, loin d'exercer une influence avantageuse sur les autres maladies, les rendait ou plus multipliées, ou plus funestes ; ou, enfin, ce qui peut être attribué à l'une et à l'autre de ces causes réunies. A l'appui de ces assertions, je vais apporter les preuves nécessaires.

M. Revolat, médecin de l'hôpital militaire de Nice, invité par le préfet des Alpes-Maritimes, à faire le relevé de la mortalité respective entre les sujets vaccinés et ceux qui ne l'avaient pas été, rapporte les faits suivans : « En 1807, on » comptait à Menton 791 enfans de 8 ans et au- » dessous : sur ce nombre 520 avaient été vaccinés » et 271 ne l'avaient pas été, ou avaient essuyé » la petite-vérole. De ces 791 enfans, 34 sont » morts à la suite de fièvres ataxique, adyna- » mique, de coqueluche, etc. Des 34, 14 appar- » tenaient à la classe des vaccinés, et 20 à celle » beaucoup moins nombreuse des non-vaccinés : » d'où il résulte que la première classe n'avait » perdu qu'un seul individu sur 37, tandis que la » seconde en avait perdu un sur 13. » (1).

Dans le cahier de mai 1808, du Journal général de physique, de chimie et d'histoire naturelle, p. 359, M. Duvillard a examiné quel serait sur

(1) Journal gén. de méd., chir. et pharm., tom. 31, p. 461.

la population et sur la longévité l'effet de l'anéantissement de la petite-vérole, abstraction faite des autres maladies mortelles auxquelles elle peut disposer, ou dont elle jette les premiers rudimens ; et cela, en supposant que la vaccine n'affaiblit ni ne fortifie le tempérament. Ses recherches l'ont conduit à s'assurer que « la vaccine, en préser-
» vant les individus de la petite-vérole, peut de
» plus les garantir des maladies dont on attribue
» la cause à cette contagion, tels que certains
» dévoiemens opiniâtres et souvent incurables,
» des phthisies pulmonaires, des dépôts, des
» scrofules, des caries, des ulcères, la fièvre
» lente, le marasme, etc. : sans compter que la
» fièvre souvent adynamique et toujours conta-
» gieuse qui accompagne la petite-vérole, pouvant
» donner à un grand nombre d'individus, par
» l'expansion de ses miasmes, une maladie mor-
» telle, avec ou sans éruption, il est très-possible,
» ou même certain, que la vaccine, en éteignant
» les foyers de cette contagion, diminue le nombre
» des maladies et des causes de mort (1) ». Il fait encore observer qu'en supposant même que toutes les affections régnassent également sur les vaccinés et sur les varioleux, le tempérament étant moins affaibli par la vaccine que par la petite-vérole,

---

(1) Voyez aussi la Bibl. Brit. Sciences et arts ; décembre 1807.

peut mieux résister à l'action des causes morbifiques ; ce qui fait que la vaccine diminue réellement le nombre des morts par les autres maladies, sur-tout dans les premières années de la vie.

M. Barrey, médecin des épidémies à Besançon, qui s'est occupé avec beaucoup de soins de rechercher et d'apprécier l'influence de la vaccine sur l'augmentation de la population, communiqua au comité central de vaccine les observations suivantes : En 1800, la population du département du Doubs était de 216,000 individus, et elle était en 1810 de 230,000. Pendant les huit années qui ont précédé l'introduction de la vaccine à Besançon, il y avait eu dans cette ville 8,250 naissances et 8,480 décès ; ce qui établit un excédant de 230 décès sur les naissances : tandis que, dans les huit années qui se sont écoulées depuis l'introduction de la vaccine, il y avait eu 8,210 naissances et 7,207 décès, ce qui fait un excédant de 1,003 naissances sur les morts. M. Barrey s'est assuré, en même-tems, que c'était dans les âges où la petite-vérole arrive le plus ordinairement, que la mortalité était diminuée pendant les huit dernières années. En effet, dans le nombre de 8,480 décès qui ont eu lieu dans les huit ans qui précédèrent l'usage de la vaccine, il y a eu 4,870 enfans au-dessous de l'âge de 10 ans ; et pendant les huit années qui ont suivi l'introduction de la vaccine, dans la même ville de Besançon, il n'y en a eu que 3,139, ce qui établit une différence de 1,731 enfans conservés dans cette seule ville, et dans le seul espace de huit années, par suite de la pratique de la vaccine. En outre, M. Barrey a observé d'une manière particulière 141 sujets qu'il avait vaccinés depuis six ans. D'après les probabilités, trente au moins devaient périr dans cet intervalle de tems. Il n'en est mort que neuf : quatre par une dentition pénible ; les 132 autres sont demeurés bien constitués, sains, vigoureux et exempts des infirmités qui sont la suite si ordinaire de la petite-vérole (1).

Comme on ne saurait trop multiplier les preuves sur un sujet aussi important, je joindrai encore ici les observations faites par M. Saint-André, dans sa topographie du département de la Haute-Garonne. Ce médecin, en comparant les tables de mortalité de la ville de Toulouse, dressées par Marcorelle, de 1747 à 1756, avec celles qu'il a lui-même recueillies de 1802 à 1811, démontre que, malgré les guerres meurtrières qui ont signalé cette dernière période, le rapport des naissances aux décès a été cependant le même : et que, pendant la première enfance sur-tout, c'est-à-dire, chez les enfans de moins d'un an, chez ceux de 3 à 10, et encore plus chez

(1) Bulletin sur la vaccine, pour l'année 1811.

les enfans d'un an à cinq, la diminution progressive de la mortalité, année par année, depuis l'introduction de la vaccine, a été extrêmement sensible (1).

Le préfet du département de la Sésia, dans un rapport au ministre de l'intérieur, dit qu'avant l'an onze la moyenne de l'excédant des décès sur les naissances était de 952 individus par an, qu'en l'an onze, époque à laquelle on avait commencé à vacciner, cet excédant avait été de 186; qu'en l'an douze il y avait déjà un excédant de 1,376 naissances sur les décès, et qu'en l'an treize on comptait un excédant de 1,716 naissances.

De semblables observations ont été faites à Anse, par le docteur Creyton; à Aigurande, par Mr Messant; à Bayreuth, par Mr Camille de Tournon (2).

Enfin, on trouve dans l'annuaire de la société de médecine, chirurgie et pharmacie du département de l'Eure, pour l'année 1812, une foule de détails des plus intéressans, qui prouvent que, dans plusieurs pays, à Paris, dans les départemens de l'Indre, de la Gironde, de la Moselle, de Rhin et Moselle, de l'Arno, du Tanaro, et à Toulon,

---

(1) Journal Gén. de méd. ch. et ph., t. 51, p. 435.

(2) Rapport sur les vaccinations pratiquées en France en 1806 et 1807, p. 74 et suivantes. Voyez aussi le rapport de 1808 et 1809, p. 86 et suiv.

les relevés des morts et des naissances comparés avant et depuis l'introduction de la vaccine, sont tous à l'avantage des derniers tems.

Ces différentes données justifient donc bien l'assertion de l'illustre J. P. Frank, qui dit que la petite-vérole, quoique domptée, donne lieu à presque toutes les autres maladies (1); et c'est donc bien avec raison qu'on doit attribuer à la petite-vérole, si commune dans l'âge tendre, le plus grand nombre de morts que l'on observait à cette époque de la vie, avant l'usage de la vaccine. Si la petite-vérole avait eu, comme quelques-uns l'ont prétendu, une influence avantageuse sur les autres maladies, il faudrait bien que, puisque la vaccine la détruit, et fait disparaître ainsi le nombre des morts qui en résultaient directement, il faudrait, dis-je, que la mortalité fût cependant au moins égale depuis que l'on vaccine; parce qu'une des causes présumées de la diminution des autres maladies, à savoir la petite-vérole, n'existant plus, ces maladies privées de leur frein naturel devraient compenser, par leurs ravages, la diminution de mortalité occasionnée par la disparution de la petite-vérole elle-même.... Or, c'est ce qui n'existe pas.

Je crois donc, d'après toutes ces considérations, que je suis autorisé à affirmer que lorsque la petite-

(1) *Epitome de curandis hominum morbis.* Lib. 3, p. 151.

vérole avait son libre cours, elle n'exerçait aucune influence heureuse sur les autres maladies ; et que celles-ci étaient et plus multipliées et plus funestes.

Ce qui avait sans doute engagé plusieurs médecins, et le vulgaire après eux, à croire à l'influence heureuse de la petite-vérole, c'est qu'ils pensaient qu'il était dans la nature de l'homme d'avoir indispensablement cette maladie, parce qu'il en portait le germe inné ; et que dès lors son développement devenait un dépuratif nécessaire de l'économie animale. Si donc on parvient à prouver que l'existence de ce germe est chimérique, on aura fait évanouir tout l'appareil des maux qu'il devait occasionner, lorsqu'il n'était pas épuisé par l'éruption de la petite-vérole.

Il semble que toute discussion à cet égard deviendrait inutile, du moment où il serait prouvé que la petite-vérole était une maladie nouvelle, inconnue aux Grecs et aux Romains ; et qu'elle s'était répandue en Europe par voie de contagion. Or, c'est ce que l'histoire de cette maladie rend incontestable. Les écrivains arabes sont les premiers qui en aient donné la description : aucun médecin de l'antiquité n'en avait parlé avant eux ; et on ne peut croire que, si elle eut existé en Europe, elle eut échappé à l'oeil de tant d'habiles observateurs. Originaire d'Ethiopie, suivant les uns ; épidémique en Arabie, suivant d'autres, « ce fut,

» disent Desoteux et Valentin (1), vers la fin de » la trentième année du septième siècle, lorsque les » Arabes changèrent de religion et de gouverne» ment, que la petite-vérole passa d'Egypte en » Syrie, dans la Palestine, la Perse; et, peu de » tems après, se propagea sur les côtes de l'Asie, » en Lycie et en Cilicie. Au commencement du » 8.e siècle, elle ravagea toutes les parties maritimes » de l'Afrique; la Mauritanie; passa la Méditerranée, » et fut transportée en Europe. C'est vraiment à » cette époque (714 de l'ère chrétienne) que les » Arabes appelés *Maures* l'ont apportée en Es» pagne, lorsqu'ils y établirent le royaume de » Cordoue; puis en Portugal, dans la Navarre, » et dans le Languedoc, la Guienne, où ils pé» nétrèrent, sous la conduite d'Abdérame, d'où » elle passa daus le reste de l'Europe ». On la voit ensuite marcher vers le Nord. Dès l'an 1270, elle était généralement connue en Angleterre: sa plus ancienne date en Suède est de 1578 (2). Les Danois la portèrent dans le Groenland, où on ne l'avait pas encore vue, en 1733. Dans le rapport du D.r Rehmann, sur les progrès de la vaccine en Sibérie, on apprend que ce furent les Russes qui y portèrent la petite-vérole, lorsqu'ils firent

(1) Traité historique et pratique de l'inoculation, p. 27.

(2) Rosen, p. 211.

la conquête de ce pays. En 1492, les Européens la transportèrent en Amérique ; et, par la suite, dans tous les pays d'outre-mer où les porta leur commerce ou leur ambition (1).

Ainsi on peut suivre pas à pas, et toujours par voie de contagion, les progrès et la marche de ce redoutable fléau. Cette seule considération ne suffirait-elle pas déjà pour éloigner toute idée d'un prétendu germe inné ? Car même en remontant à la plus haute origine de la petite-vérole, on reste encore incertain si elle était naturelle ou endémique chez les Arabes conquérans qui l'ont répandue, ou s'ils l'avaient reçue des autres nations de l'Orient les plus éloignées (2). Elle est donc simplement une maladie contagieuse, comme la rougeole et la scarlatine, etc., pour lesquelles on ne s'est jamais avisé de supposer un germe inné. C'est l'opinion de tous les auteurs qui ont écrit sur la petite-vérole ; et ce serait assez, pour la faire généralement adopter, que de citer en sa faveur les noms imposans de Sydenham, de Boerhaave, de Van-Swiéten, de Werlhoff, de Stoll, de Cullen, de Frank et de tous les écrivains de l'école moderne. Il n'est donc pas dans la nature de l'homme

---

(1) Voyez sur la marche successive de la petite-vérole chez les différentes nations d'outre-mer, l'ouvrage de Desoteux et Valentin ; depuis la page 27, jusqu'à la fin du chapitre.

(2) Desoteux et Valentin, p. 25.

d'avoir indispensablement cette maladie; et La Condamine, en disant qu'il n'y a d'exempts de la petite-vérole que ceux qui ne vivent pas assez pour l'attendre, n'a voulu, sans doute, exprimer que la susceptibilité très-grande de l'espèce humaine, à la contracter par la contagion. (1).

La petite-vérole dépend si bien d'une contagion qu'on peut l'éviter en fuyant les lieux où elle règne. Desoteux et Valentin rapportent que, du tems de Franklin, on exigea, dans l'Amérique septentrionale, que, lorsque l'épidémie varioleuse n'existait pas dans un état, on irait se faire inoculer dans un autre, ou dans des maisons appropriées hors des villes, en prenant les précautions nécessaires pour empêcher les communications. De la sorte on éloigna la contagion de plusieurs districts et comtés, qui se sont garantis des épidémies varioleuses pendant beaucoup d'années (2). C'est par des moyens semblables qu'on en avait préservé la Nouvelle-Orléans, qui jouissait depuis dix ans de ce bienfait, lorsque la petite-vérole fut apportée par un navire du Cap-Français et y causa les plus

---

(1) C'est ce qu'a très-bien expliqué J.-P. Frank, lorsqu'il dit : *Hoc scilicet, nec tamen alio, aut ex ipsâ corporis structurâ desumendo argumento, necessariam, aut inevitabilem hominibus, mutuâ commerciorum necessitate devinctis, pestilentiam, variolas dicamus*. (Op. cit. p. 152, § 327.)

(2) Desoteux et Valentin, p. 60.

grands ravages (1). Ce fut aussi en se fondant sur ce principe de la contagion de la petite-vérole que plusieurs médecins de l'Europe avaient proposé des mesures de police pour écarter ce fléau : mais, comme l'observe Frank (2), ces conseils, bons en théorie, étaient illusoires dans la pratique, à cause des nombreuses communications qu'il était impossible d'empêcher entre les différens peuples de cette partie du monde.

La manière dont se répand la petite-vérole prouve bien encore qu'elle ne tient point à un germe inné. On la voit, en effet, lorsqu'elle visite une contrée pour la première fois, l'envahir avec une fureur qui porte partout l'épouvante et la mort. Peu à peu elle semble s'acclimater, ou plutôt la constitution des habitans s'y accommode, car on observe, par la suite, qu'elle sévit avec moins de violence : et, chose remarquable, elle est d'autant plus meurtrière, qu'elle se manifeste après un plus long intervalle depuis sa dernière invasion : car alors elle se répand à la manière d'une épidémie nouvelle et inconnue. Ne serait-ce pas, ainsi que l'avait déjà pensé le D.r Aikin, du collège royal de chirurgie de Londres, parce que les individus qui en ont été une fois atteints, ayant perdu la susceptibilité de la contracter de nouveau, procréent des

(1) Journal gén. de méd. ch. et pharm., tom. 40, p. 501.
(2) *Op. citato*, § 337.

enfans moins susceptibles qu'ils ne l'avaient été eux-mêmes : tandis que ceux qui n'ont jamais éprouvé ce fléau transmettent à leurs enfans une constitution en quelque sorte vierge, et par conséquent éminemment disposée à être affectée par la contagion.

A l'appui de ces preuves, qui ressortent nécessairement de l'exposé de l'histoire et de l'origine de la petite-vérole parmi les nations de l'Europe et du nouveau-monde, nous apporterons quelques raisonnemens. Un individu qui a eu cette maladie en est désormais exempt, pour l'immense majorité des cas. En admettant l'existence d'un germe inné, il doit, sans doute, cette exemption à ce que le développemeut de la maladie aurait détruit ce germe. Cependant cet individu procrée des enfans qui sont exposés à la petite-vérole : on ne dira pas qu'il leur en a transmis le germe, puisqu'il ne l'avait plus. Où donc l'auraient-il pris? Et quand ils ont été atteints de la maladie, n'est-il pas évident que ça été par voie de contagion?

Les exemples de récidive de la petite-vérole (1), comme ceux de la petite-vérole consécutive à la vaccine, me serviront encore à prouver qu'il n'existe point de germe inné. En effet, l'éruption de la variole doit, je le répète, détruire le germe,

(1) Voyez des exemples de cette récidive dans le rapport sur les vaccinations pratiquées en France en 1810, p. 83, et en 1815, p. 43 et 44.

s'il y en a un : or, quand il y a récidive, il faudrait donc qu'il y eut eu un autre germe qui serait resté assoupi pendant le développement du premier ; supposition qui n'est pas admissible. N'est-il pas plus probable que, dans ce cas, l'économie n'aura pas été modifiée assez profondément pour que la susceptibilité de recevoir la contagion ait été détruite : de même qu'il est arrivé qu'on ait eu deux fois la peste, quoique le plus ordinairement on n'en soit atteint qu'une seule fois ? « Il existe, dit Frank, » un rapport spécial des différentes parties du corps » avec telle ou telle secrétion morbifique : de » manière que toutes les fois, et en quelque tems » que certains stimulus spécifiques y sont appli- » qués, toujours il s'ensuit les mêmes effets ; et » que, sous l'influence du principe irritant, elles » secrètent toujours la même matière. Mais dès » qu'elles ont échappé une fois à l'infection, il » est à peine possible qu'elles en reçoivent une » nouvelle, quoique soumises aux mêmes causes » et aux mêmes fermens de maladies, et bien » qu'ils soient tout aussi spécifiques et conta- » gieux. » (1).

Ces réflexions s'appliquent naturellement aux cas de petites-véroles consécutives à la vaccine, qui alors n'aura pas exercé sur l'économie une

(1) *Liber* 3 ; *de Exanthematibus*, p. 13.

influence suffisante. Il est d'ailleurs si vrai que la vaccine ne préserve de la petite-vérole que parce qu'elle imprime au corps une certaine modification, qu'on voit souvent cette même vaccine guérir les dartres ; la disposition aux écrouelles, etc. ; et certes, ce n'est pas parce qu'elle en détruit le germe, ou qu'elle le neutralise ; mais parce qu'elle apporte un changement dans le mode par lequel s'exerce la vie ; ce qui opère un travail intestin appréciable par ses effets, bien qu'il soit inconnu dans sa nature et dans la manière dont il est opéré.

Si la petite-vérole provenait d'un germe inné, l'inoculation ne l'eût pas rendue plus douce ; et on n'eut pas sur-tout vu tant de personnes être inoculées plusieurs fois, sans en rien éprouver. Rosen dit qu'il est d'observation que sur cent sujets inoculés, il y en a cinq chez lesquels l'opération ne réussit pas (1). En 1769 on inocula, au collège de la Flèche, 122 élèves : 112 eurent la petite-vérole sans aucun accident, et dix en furent exempts, quoiqu'ils eussent été inoculés jusqu'à dix fois, et qu'on les eut laissés, pendant près de six semaines, exposés à la contagion (2). Or, est-il vraisemblable que le germe de la petite-vérole, s'il eut existé, ne se fut pas développé sur ces dix jeunes gens, après

(1) Ouv. cité, p. 183.

(2) Desoteux et Valentin, p. 90.

les épreuves auxquelles on les a soumis ? Il faut donc convenir qu'ils avaient une constitution qui ne les rendait pas capables de recevoir l'infection variolique ; comme nous voyons tous les jours des individus exposés impunément à la contagion du typhus, de la peste, de la gale, de la syphilis, et demeurer sains et saufs au milieu des épidémies les plus meurtrières. C'est ainsi encore qu'il existe des personnes qui ne paraissent pas susceptibles de l'infection vaccinale. Je connais une demoiselle âgée de vingt-huit ans, qui s'est fait vacciner plus de vingt fois, et toujours sans aucun résultat ; ensorte qu'elle ne veut plus prendre aucune précaution contre la petite-vérole. M. Gouillard, chirurgien à Evreux, cite deux jeunes personnes de seize ans, une de dix-sept et une de dix-huit ans, qui n'ont jamais eu la petite-vérole, et qui ont été vaccinées, par six et huit piqûres chaque fois, les trois premières six fois, la quatrième cinq fois, et toujours inutilement (1). On trouve plusieurs exemples semblables dans les différens rapports du comité central de vaccine, sur les vaccinations pratiquées en France.

Plusieurs vaccinateurs ont recueilli des observations d'où il semblerait résulter que la petite-vérole et la vaccine exigeraient la même disposition du

(1) Annuaire de la Société de médecine de l'Eure, 1810, p. 18.

corps pour leur développement ; c'est-à-dire qu'un sujet qui ne se trouverait pas dans une disposition favorable pour contracter la vaccine, résisterait également à la contagion de la petite-vérole, *et vice versâ*. M. Groffier, médecin à Châlons-sur-Saône, rapporte qu'un enfant fut également inaccessible à l'inoculation de la vaccine et à celle de la petite-vérole (1). M. Raynaud, médecin à Montauban, a vu un exemple semblable (2). M. Boujeardet parle d'un sujet vacciné 7 fois ; et M. Puzenat d'un autre sujet vacciné 15 fois sans succès ; lesquels ont ensuite été exposés impunément à la contagion variolique (3). De pareilles observations ont aussi été faites par M. Leclerc, officier-de-santé à Quillebœuf (4). Or, ces faits ne prouvent-ils pas, d'une manière évidente, que le corps humain n'est doué que d'une susceptibilité de contracter la variole sans qu'il en contienne le germe inné ?

Un fait digne de remarque, et qui se rattache à ceux dont je viens de parler, c'est que, dans quelques cas particuliers de certaines constitutions, soit que l'on emploie le virus vaccin ou le pus

---

(1) Rapport sur les vaccinations pratiquées en France, en 1815, p. 23.

(2) Même rapport pour l'année 1816, p. 47.

(3) Même rapport pour l'année 1817, p. 43.

(4) Annuaire de la société de médecine de l'Eure, 1811, p. 27.

variolique, l'inoculation n'occasionne qu'une infection locale qui ne devient point constitutionnelle; tandis que cependant la matière prise d'une pustule locale, soit vaccinale, soit variolique, a, dans ce cas, produit sur d'autres sujets l'affection constitutionnelle (1). On a encore observé que si on inocule de la variole un individu qui porte les signes les plus évidens d'avoir eu cette maladie, il peut résulter de cette insertion, une pustule dont la matière servira à transmettre la petite-vérole à ceux qui ne l'ont point encore eue (2).

D'après ces faits je dis que si, dans le premier cas, il y avait eu un germe inné, l'inoculation de la variole ne se fut pas bornée à produire un effet local; car il n'est pas à présumer que le germe se fut trouvé relégué précisément au point de l'insertion du pus variolique. Ce germe, s'il existe, doit être repandu par tout le corps; il a imprégné, en quelque sorte, tous les organes, et l'inoculation, en l'atteignant sur un point, n'eut pas manqué de le développer dans toute l'économie, puisqu'on ne peut supposer qu'il existe en plusieurs dépôts isolés et sans moyen de communication. Dans le deuxième cas, l'individu variolé ne devait plus contenir le germe de la petite-vérole;

(1) Rapport de la Société royale Jennérienne de Londres, pour l'extermination de la petite-vérole; art. XII.

(2) Ibid. art. XIII.

cependant l'inoculation de cette maladie reproduit des pustules varioleuses de la même nature que les premières. Il n'y avait donc point eu de germe détruit la première fois.

Enfin une dernière considération en preuve qu'il n'existe point de germe inné, se trouve dans l'opinion qu'ont émise plusieurs savans, que la petite-vérole était une maladie transportée des chevaux à l'homme.

Jenner fut le premier qui la manifesta ; ayant été conduit à l'adopter par l'origine qu'il découvrit à la vaccine, et par l'analogie que lui présentèrent les pustules produites sur les mains des garçons de ferme qui pansaient les chevaux atteints du javart, avec celles de la petite-vérole. Il acquit la certitude que la vaccine provenait d'une maladie particulière aux chevaux, connue en Angleterre sous le nom de *the grease*, et en France sous le nom de *javart* (1). Suivant lui, cette maladie se manifeste par de l'inflammation et du gonflement dans les talons du cheval, d'où il s'écoule une matière ichoreuse. Or, l'usage dans le comté de Berkeley étant que le soin de traire les vaches soit indistinctement confié aux hommes et aux femmes, il arrive souvent que les premiers, après avoir pansé

(1) Recherches sur les causes et les effets de la *Variola Vaccinæ*, par Edward Jenner, p. 2.

les talons d'un cheval affecté du *grease*, vont traire les vaches, sans s'être nettoyé les mains. Alors quelques particules de cette matière restent adhérantes au pis de ces animaux, et y occasionnent des pustules d'une nature particulière, dont l'ichor produit à son tour, sur les mains des laitières, des taches enflammées, qui ensuite ressemblent aux petites vessies que fait élever une brûlure, et passent promptement à l'état de suppuration : après quoi l'absorption a lieu ; il paraît des tumeurs sous les aisselles, le système est généralement affecté ; et les personnes qui ont éprouvé cette maladie sont désormais exemptes de la petite-vérole (1).

On voit, d'après cet exposé, que Jenner pensait que le *grease* devait, pour préserver de la petite-vérole, subir une modification particulière, en passant par la vache. Cependant il eut occasion d'observer une fois que le système ayant été affecté par la matière sortie des talons du cheval, l'individu avait été préservé de la contagion de la petite-vérole ; que, dans un second cas, la petite-vérole parut d'une manière équivoque, et que dans un troisième elle fut complette à tous égards (2). Mais, par la suite, un grand nombre d'exemples semblables au premier le conduisirent à adopter l'opi-

(1) Recherches sur les causes et les effets de la *Variolæ Vaccinæ*, par Edward Jenner, p. 4.

(2) Ouv. cité, p. 22 et 23 ; observations 1, 2, 3.

nion qu'il n'admettait d'abord que comme un soupçon, lorsqu'il disait dans son premier ouvrage : « Ne pourrait-on pas raisonnablement conjecturer » que la source de la petite-vérole est dans cette » matière morbifique d'un genre particulier, en» gendrée par une maladie de cheval, que des » circonstances accidentelles ont aggravé de plus » en plus, et qui a fini, en s'éloignant de son » origine, par acquérir les facultés contagieuse et » dévastatrice que la petite-vérole a eues en par» tage » (1).

La nouveauté de cette doctrine ayant éveillé l'attention des médecins, M. Coleman, professeur à l'école vétérinaire de Londres, inocula le javart d'un cheval sur le pis d'une vache, et y produisit un ulcère dont l'ichor inoculé à un enfant donna lieu à une vaccine bien caractérisée (2). M. Loy, de Pickering, dans le comté d'Yorck, inocula des enfans avec la matière du *grease*, et eut la satisfaction de produire sur eux une maladie semblable à la vaccine. Le D.r Lafont, de Salonique, fit les mêmes expériences et obtint les mêmes résultats. A Paris, MM. Lemercier et Tartra ayant rencontré

(1) Ouv. cité p. 42. On peut voir le développement de l'opinion de Jenner à cet égard dans une lettre qu'il écrivit à Decarro, et qui a été insérée dans la Bibliothèque Britannique, tom. 16, Sciences et Arts, p. 287.

(2) Bibl. Brit., vol. XVI, Sciences et Arts, p. 397.

des boutons sur les mains d'un cocher qui pansait un cheval affecté du javart, le dernier s'en servit pour inoculer des enfans, et le produit de cette inoculation fut semblable à celui de la vaccination. Le comité central de vaccine nomma une commission pour assister à ces expériences; elle reconnut que les boutons que le cocher portait sur les mains avaient tous les caractères de la vaccine, et que l'inoculation de la matière qui en découlait avait produit la vaccine la plus régulière. En outre, un des commissaires, M. Salmade, inocula la matière de la croûte d'une des ulcérations de ce cocher à un enfant de quatre ans, qui eut une vaccine régulière; et depuis, il fit successivement, de huit jours en huit jours, des vaccinations avec la matière provenant de cet enfant; et, à la cinquième génération, ses inoculations avaient toujours le caractère de la vraie vaccine (1). M. Cazals, médecin à Agde, ayant fait les mêmes expériences sur plusieurs enfans, leur inocula ensuite la petite-vérole, mais inutilement (2). Enfin, à Milan, le D.r Sacco prit, en présence de plusieurs témoins respectables, l'ichor qui coulait du talon d'un cheval attaqué du *giardoni* ou *grease* des anglais,

(1) Rapport du Comité central de vaccine sur les vaccinations pratiquées en France en 1812, p. 63 et 64.

(2) Rapport du même Comité pour l'année 1815, p. 47.

et l'inocula à plusieurs individus. Il fit une série de ces inoculations qu'il appela *équinations*, conjointement avec une autre série de *vaccinations*; et n'ayant trouvé aucune différence dans leurs résultats, il distribua l'*Equin* à ses collègues, et en envoya, en 1802, à Vienne en Autriche, au D.r Decarro. Celui-ci l'employa avec le plus grand succès. Il en envoya en Orient, où il a servi à toutes les équinations qu'on y a pratiquées depuis, avec les mêmes avantages qu'on obtenait ailleurs des vaccinations (1).

Cette présomption touchant l'origine de la petite-vérole acquerra plus de force encore, si l'on considère que cette maladie nous a été transmise par les Arabes; et que ces peuples nomades et guerriers, peu soigneux de la propreté, et vivant, en quelque sorte, en société avec leurs chevaux, ont sans doute contracté, en pansant ces animaux affectés du javart, une maladie pustuleuse qui, aggravée par le climat brûlant du désert et par diverses autres circonstances, a pris peu à peu les caractères de la petite-vérole, telle qu'ils nous l'ont communiquée. Cette dernière opinion est fortifiée par ce que rapporte le D.r Barker, agent Britan-

(1) Bibliothèque universelle faisant suite à la Bibl. Brit., tom. 13, n.o de février 1820; Sciences et arts, p. 159.

nique à Alep, dans une lettre écrite de cette ville, le 17 mai 1804, à sir Hamilton, qui la communiqua au D.r Decarro, et où il dit que les chevaux Arabes ont la maladie connue en Angleterre sous le nom de *grease ; qu'elle est très-commune* parmi les chevaux élevés dans le désert, où la petite-vérole règne *toujours* avec plus ou moins d'intensité, et où elle fait souvent de grands ravages : que le *grease* est la plus fréquente des maladies (d'ailleurs en petit nombre) auxquelles les chevaux Arabes sont sujets (1).

Enfin, une dernière preuve en faveur de cette origine de la vaccine, se trouve dans l'usage de la vaccination parmi les Indous. On lit dans un ouvrage sanscrit, attribué à Houvantari, le précepte suivant qui paraît ne laisser aucun doute à cet égard : « Prenez, avec la pointe d'une lan- » cette, le fluide du bouton qui se forme sur le » pis des vaches ; piquez le bras entre l'épaule et » le coude, jusqu'à ce que le sang paraisse ; le fluide » se mêlant avec le sang, il en résultera la fièvre » de la petite-vérole, et cette maladie rendra » nulle toute autre tentative d'inoculation na- » turelle » (2). Or, tout porte à croire que dans l'Inde, comme en Angleterre, la maladie des vaches leur aura été transmise par les hommes chargés de

(1) Voyez Bibli. Brit., t. 21, p. 311 ; t. 29, p. 81 ; t. 31, p. 191.

(2) Revue encyclopédique, 6.e volume, cahier de mai 1820, p. 394.

soigner les chevaux qui, dans ces pays, sont, comme nous venons de le voir, très-sujets à la maladie que nous connaissons sous le nom de *javart*. Ce fut d'après des considérations de cette nature que le D.r Decarro, qui raconte ces détails, adopta l'opinion que j'émets ici, et qui est celle de plusieurs vaccinateurs français et étrangers.

Il n'y a, au surplus, rien d'extraordinaire à dire que des maladies des animaux puissent se transporter à l'homme. On sait que les grandes épizooties coïncident presque toujours avec des épidémies meurtrières. Le D.r Louis Valentin, de Nancy, dans l'analyse qu'il a faite de l'ouvrage de Decarro sur l'histoire de la vaccination en Turquie, en Grèce et aux Indes orientales, en y ajoutant des notes qui lui sont particulières, dit à ce sujet qu'il a vu à Nancy un vétérinaire, M. Mayeur, qui communiqua à l'Académie de Dijon des détails sur une *éruption varioleuse* qui attaqua une fille chargée de soigner une vache qui en était atteinte. Ce même vétérinaire dit à M. Valentin avoir vu une gale de chevaux se communiquer rapidement à une foule de personnes, sans distinction d'âge ou de sexe (1).

Ce rapport qui existe entre certaines maladies des animaux et celles des hommes avait été observé

---

(1) Recueil périod. de la Société de médec. de Paris, t. 19, p. 103.

dès la plus haute antiquité. On en trouve un exemple dans cette peste qui attaqua les Grecs rassemblés devant Troie ; par la vengeance d'Apollon irrité des insultes que le fils d'Atrée avait faites à son grand-prêtre Chrysès. Les mulets et les chiens furent d'abord frappés, puis les hommes (1). Et, pour ce qui concerne plus spécialement la petite-vérole, on lit dans la chronique de Marius, évêque de Lausanne, qui mourut en 590, qu'une maladie qui offrait beaucoup de ressemblance avec la petite-vérole attaqua également les animaux de l'espèce du bœuf et les hommes : *Anno 570, morbus validus cùm profluvio ventris et variolis, Italiam, Galliam què valdè affecit ; et animalia bubula per loca suprà scripta maximè interierunt.* (2).

D'après toutes les considérations que je viens de présenter, n'est-il pas évident, d'abord ; que

(1) Νουσον ανα στρατὸν ὦρσε Κακήν, ολέκοντο δε λαοι.

. . . .

Οὐρῆας μὲν πρῶτον επῴχετο και κυνας αργους·

Αὐταρ ἔπειτ' αὐτοῖσι βελος ἐχεπευκὲς ἐφιεις,

Βαλλ'· αἰεὶ δε πυραι νεκύων καιοντο θαμειαι. (Ιλιαδος Α).

(2) Si la maladie dont parle Marius était réellement la petite-vérole, l'antiquité de ce fléau parmi nous serait beaucoup reculée, puisque nous avons rapporté plus haut son apparition en Europe à l'année 714. Cependant il pourrait bien y avoir identité ; ce qui serait en quelque sorte confirmé par un manuscrit Arabe de la Bibliothèque de Leyde, cité par J. S. Reiske, dans lequel on place l'origine de la petite-vérole en Europe à l'année 572. Voyez à ce sujet Desoteux et Valentin, ouv. cité, p. 23 et 24.

la petite-vérole ne dépend point d'un germe inné chez l'homme; et, d'une autre part, ne peut-on pas, ainsi que l'ont pensé Jenner, Sacco, Decarro, Loy, Coleman, Lafont, Salmade, Cazals, et enfin le comité central de vaccine lui-même, la regarder comme une maladie provenant originairement du cheval, et modifiée par son transport sur l'homme, de la même façon que l'est le *grease* par les pustules de la vérole des vaches? Conjecture qui offre assez de vraisemblance pour être offerte comme un nouvel appui à la vaccine, en apprenant comment cette maladie peut préserver de la petite-vérole, puisqu'elle même ne serait qu'une affection identique, venant d'une source commune, mais réduite à son état de plus grande simplicité, ou autrement à son *minimum* de virulence. Ce principe admis, on concevrait dès lors que, puisqu'on est aussi bien préservé de la récidive de la petite-vérole lorsque l'éruption a été bénigne et discrète, ou même lorsqu'il n'a paru aucun bouton (*variolœ sinè variolis* de Boerhaave), et que la fièvre a été à peine sensible, que dans le cas où l'éruption a été maligne et confluente, et la fièvre très-considérable; de même on doit en être à l'abri par l'éruption vaccinale.

Cette analogie de nature entre la vaccine et la petite-vérole ressort encore de la comparaison des deux maladies. Mr Mongenot a établi ce parallèle jour par jour, et il prouve ainsi que la vaccine suit absolument la même marche que la petite-vérole, jusqu'à l'époque où celle-ci occasionne l'éruption générale : mais, ajoute-t-il, « comme » l'éruption générale et les phénomènes qui l'ac- » compagnent ou qui la suivent, ne constituent » pas l'essence de la petite-vérole ; comme ce n'est » là qu'un surcroît de symptômes qui compromet » la vie du sujet affecté de cette maladie, sans » rien ajouter à sa préservation future, il s'en suit » que la vaccine et la petite-vérole présentent une » analogie parfaite, puisque, du moment où elles » s'écartent dans leur marche, cette dernière a » fourni sa période nécessaire; que souvent même » elle s'arrête à ce point, et que, si elle continue » de se manifester, ce n'est que pour entraîner » des dangers plus ou moins imminens, sans offrir » la moindre compensation sous le rapport de la » préservation à venir » (1).

Enfin, une dernière preuve de l'identité de nature entre la vaccine et la petite-vérole, se trouve dans les observations qu'on a faites d'éruptions vaccinales générales, dont je parlerai ailleurs plus amplement, et dans celles de *vaccines sans*

---

(1) De la vaccine considérée comme antidote de la petite-vérole.

M. Dax a également démontré avec succès cette identité de nature entre la vaccine et la petite-vérole, dans un mémoire inséré dans le Journal gén. de méd., t. 21, p. 172.

vaccin, à l'instar des varioles sans boutons, qui ont également été préservatives, comme l'ont prouvé les contr'épreuves faites en inoculant ensuite sans succès la petite-vérole. Ces faits intéressans ont été observés dans différens pays, et ne peuvent faire naître aucun doute; ils sont consignés dans les différens rapports du comité central de vaccine (1).

J'arrive maintenant à une autre question, savoir si le développement de la petite-vérole devient un dépuratif de l'économie animale.

Si nous sommes parvenus à démontrer que, lorsque la petite-vérole avait son libre cours elle n'exerçait aucune influence favorable sur les autres maladies, et que celles-ci étaient même et plus multipliées et plus funestes; si enfin il est constant que le germe de cette maladie n'est point inné dans l'homme, et que, par conséquent, il n'est point indispensablement de sa nature de l'avoir, on aura déjà répondu, en quelque sorte, à la question proposée. Examinons cependant ce point de la discussion d'une manière spéciale.

Les médecins de l'ancienne école, partisans exclusifs de la médecine humorale, ne balançaient

(1) Voyez les rapports du comité central sur les vaccinations pratiquées en France en 1812, p. 31; en 1813 et 1814, p. 35; en 1815, p. 25; en 1817, p. 44. Voyez aussi une observation de M. Bouteille, dans le Journal gén. de médec., t. 29, p. 405.

pas à regarder l'éruption de la petite-vérole comme une crise salutaire préparée par la nature ; et même ils la favorisaient, comme on sait, par des remèdes échauffans, afin de pousser à la peau toutes les particules de l'humeur morbifique qui obsédait l'économie. Il n'est point aujourd'hui de médecin qui ne sache que, depuis Sydenham, cette méthode meurtrière a fait place à un traitement rafraîchissant, que l'on a suivi avec le plus grand avantage. Or, le résultat de cette pratique étant de rendre l'éruption aussi discrète que possible, il est évident qu'on s'opposait à la dépuration du corps ; et, s'il est prouvé qu'on avait raison, il s'en suivra que cette dépuration n'était point nécessaire. Elle l'était si peu, qu'on sait que, plus l'éruption était abondante, plus, en général, et toutes choses égales d'ailleurs, la maladie était dangereuse. Sydenham, qui vit à Londres en 1667, des fièvres varioleuses sans éruption, observa que ces fièvres suffisaient pour préserver du retour de la petite-vérole (1). Boerhaave, ayant fait plusieurs observations semblables, donna à la maladie le nom de *Variolæ sine variolis* (2). Mead, dans son traité de *Variolis* et *Morbillis*, émet la même opinion ; et Desoteux et Valentin l'appuient de plusieurs exemples fort

(1) *Opera omnia.* Sect. 1, caput. 2.

(2) Aph. *de cognoscendis et curandis morbis* : n.° 1399.

intéressans (1). Stoll fait consister la petite-vérole seulement dans la fièvre qui précède l'éruption : *Est autem hæc febris specifica, sola efficiens morbum variolosum; cùm quæ posteà fiunt inflammatio et suppuratio, ejusdem effecta sint* (2). Il dit que cette fièvre, quoique faible très-souvent et *jugée sans pustules*, ou avec infiniment peu, garantit pourtant de la maladie (3). Il répond aux partisans de la médecine humorale, qui prétendent que la petite-vérole est un moyen nécessaire pour évacuer les humeurs vicieuses contenues dans le corps, en leur opposant, comme je viens de le faire, les succès du traitement qui consiste à diminuer la fièvre, afin qu'elle soit plus douce et jugée par le moins de pustules possible (4). C'était aussi à quoi tendait Boerhaave, lorsqu'il disait que, dans toute maladie inflammatoire, il fallait diriger tous ses efforts pour qu'elle ne produisit pas du pus ou la gangrène ; et que c'était pour cette raison qu'il désirait produire des varioles sans éruption (5). J. P. Frank veut qu'on fasse plutôt attention à la fièvre qu'à l'exanthême : *Non tàm exanthematis*

---

(1) Ouvrage cité, p. 294.

(2) Aph. 522.

(3) Aph. 523.

(4) Aph. 531.

(5) Aph. 1393.

quàm febris, à quâ hoc ipsum dirigitur, cura nobis assumenda est (1). Dans la période d'invasion de la petite-vérole, il recommande l'exposition des malades à l'air frais; il veut même qu'ils se tiennent hors du lit; et, lorsque la violence de la fièvre les oblige à y rester, qu'ils s'y tiennent assis, et la tête découverte. Enfin, il insiste sur tous les moyens capables de diminuer la quantité de l'éruption (2). Rosen avance qu'il détruirait facilement la petite-vérole si on avait un antidote sûr contre le virus variolique, pour l'arrêter dès son invasion (3). Van-Swiéten, et quelques autres médecins, en recherchant ce spécifique, ont ainsi prouvé qu'ils ne croyaient pas à la nécessité d'une dépuration opérée par l'éruption de la petite-vérole. A ces graves autorités, je pourrais en ajouter d'autres; mais il suffira de dire encore sur ce sujet que l'inoculation n'était avantageuse que parce qu'elle produisait presque toujours une petite-vérole discrète, qu'on avait su se procurer en soumettant le corps à un régime doux et rafraîchissant, en l'évacuant par de légers minoratifs; enfin, en l'affaiblissant pour que la fièvre et l'éruption fussent le moins fortes possible.

---

(1) Liber III, *de Variolis*, § 338.

(2) Ibid., § 339.

(3) Maladies des enfans, p. 144.

Malgré tout, des médecins justement recommandables, entr'autres Desoteux et Valentin, semblent encore regarder la petite-vérole comme un dépuratif de l'économie. Suivant ces deux célèbres inoculateurs, « les mouvemens qui accompagnent la « petite-vérole sont si extraordinaires qu'ils font » soupçonner que la nature a en vue la révolution » la plus complette, le changement de la consti» tution du corps entier. L'évacuation qui survient » est si abondante qu'elle annonce un vrai débor» dement ; et il fallait un organe de la plns grande » étendue pour recevoir ce *torrent critique*, et en » soutenir l'effort ; et c'est pourquoi la nature a » le soin de le diriger vers le tissu-cellulaire qui » occupe toute la surface du corps (1). » Je répondrai à ces assertions que bien d'autres maladies sont accompagnées de mouvemens extraordinaires, et qu'on ne voit point qu'elles soient l'expression d'une intention bienveillante de la nature. Quel changement de constitution pourrait opérer la variole dans un corps sain ? Si ce n'est, comme on le voit trop souvent, de détériorer les plus robustes. Si la petite-vérole était un dépuratif, on en pourrait conclure que les individus qui ont eu une éruption confluente ont le corps bien plus épuré que ceux qui ne l'ont eu que discrète ; et

Ouvrage cité, p. 124 et 125.

on devrait avoir une idée d'autant plus grande de la santé d'un individu, que son visage porterait un plus grand nombre d'empreintes de la petite-vérole. Je ne nierai point que l'évacuation qui survient dans cette maladie ne paraisse quelquefois un vrai débordement : mais ce débordement est-il bien certainement *critique* ? Et n'est-ce pas porter trop loin la prétention de tout expliquer, que de dire qu'il fallait un organe aussi étendu que le tissu cellulaire sous-cutané, pour recevoir ce torrent et en soutenir l'effort ? Arguer de la nécessité d'avoir la petite-vérole, de la quantité de matière qui s'écoule par les pustules, ou qui s'épanche en des dépôts, c'est comme si l'on disait que les personnes atteintes de la peste doivent s'en féliciter, parce que les bubons et les anthrax étaient des éruptions nécessaires à la dépuration du corps : c'est regarder la syphilis comme un bienfait, en ce qu'elle donne naissance à des éruptions variées ; c'est encore, pour ce qui concerne cette dernière maladie, tomber dans l'erreur de quelques praticiens, qui s'évertuent à faire suppurer des bubons, pour éliminer par là le virus contenu dans le corps. C'est pourtant d'après cette idée que, tous les jours, les médecins s'entendent faire cette objection, lorsqu'ils veulent opposer la vaccine à la petite-vérole : « Comment se fait-il que trois, quatre ou cinq » boutons de vaccine, épurent le corps de toute

» l'humeur qui aurait sorti par ceux de la variole? » Les détails dans lesquels je viens d'entrer répondent, en partie, à cette objection. J'ajouterai que la quantité de l'éruption doit être regardée comme dépendant de l'impression que le virus a faite sur l'économie, et sur-tout sur l'organe cutané; laquelle, suivant qu'elle a été plus ou moins vive, ou que la sensibilité générale, et celle de la peau en particulier, ont été plus ou moins exaltées, a dû déterminer une réaction et un travail plus actifs, et par conséquent une sécrétion et une éruption plus abondantes. Jenner fait observer que la différence du mode par lequel la petite-vérole a été communiquée, détermine une plus ou moins grande gravité de cette maladie : ainsi, que ceux qui inoculaient profondément excitaient une fièvre et une éruption considérables; tandis que ceux qui faisaient une insertion superficielle, donnaient lieu à une maladie beaucoup plus bénigne (1) : ce qui prouve que la sortie plus ou moins abondante des boutons est tout-à fait indépendante de la nature de la maladie, et qu'elle tient à des circonstances qui lui sont étrangères; ensorte qu'une grande éruption n'est jamais qu'un grand mal. « Comme ce n'est pas, » dit Jenner, la matière identique de l'insertion » qui est absorbée dans la constitution, mais bien

(1) Ouvrage cité, p. 48 et 49.

» celle qui est préparée par quelques procédés dans
» l'économie animale, n'est-il pas probable que les
» différentes parties du corps humain peuvent
» préparer ou modifier différemment le virus vario-
» lique ? Quoique la peau, par exemple, la mem-
» brane adipeuse, ou les membranes muqueuses
» puissent produire le virus variolique, par le
» stimulus des particules de cette matière qui y
» sont déposées, cependant je suis porté à penser
» que chacune de ces parties est capable de pro-
» duire quelques modifications diverses dans les
» qualités de la matière, avant qu'elle ait affecté la
» constitution entière. S'il en était autrement,
» comment expliquerait-on les différences si remar-
» quables qui existent entre la petite-vérole acci-
» dentelle, celle que l'on appelle naturelle, et celle
» que l'on donne artificiellement par le médium
» de la peau (1) ? »

La gravité de l'éruption dépend si bien de la manière dont l'économie est stimulée, que les corps, même les plus sains et les plus exempts d'humeurs, sont affectés, comme le remarque Van-Swiéten, de la façon la plus étonnante, quoique le virus ne consiste d'ailleurs que dans la plus mince particule : *Ex antè dictis constitit stimulum illum admodùm exiguæ molis esse, et tamen stupendas mutationes*

(1) Ouv. cité, p. 51.

corpori humano etiam sanissimo, inducere (1). Enfin, pour expliquer de plus en plus la différence qui existe dans les éruptions varioleuses, observons encore que, dans la petite-vérole naturelle, le virus ou les miasmes sont inspirés et portés dans les cellules du poumon où ils agissent directement sur les vaisseaux sanguins; et que, d'un autre côté, leur impression sur les nerfs olfactifs doit porter un grand trouble dans le systême nerveux cérébral, et, par irradiation, dans l'universalité du systême nerveux : que ces miasmes émanent, sur-tout dans les épidémies, d'une foule innombrable de pustules, dont les exhalaisons chargent l'atmosphère, et rendent l'air que l'on respire en quelque sorte varioleux; ce qui a fait dire à Desoteux et Valentin que la contagion était en raison de la quantité plus ou moins grande de matière contagieuse existante (2) : au lieu que, par l'insertion du virus variolique dans la peau, celui-ci parcoure les vaisseaux et les glandes lymphatiques, et y reçoit des modifications qui en émoussent l'activité; d'autant que la constitution a été préparée d'avance, et que l'absence de l'épidémie fait que le virus n'a pénétré dans le corps que par un point de sa surface.

---

(1) Van-Swiéten; *de variolis*, p. 54.

(2) Ouv. cité, p. 316.

Il est si vrai que les modes différens par lesquels les virus sont communiqués développent aussi des effets différens, que la remarque que Jenner a faite relativement aux causes des résultats divers obtenus par l'inoculation de la petite-vérole, a été faite également sur le mode d'insertion de la vaccine. M. Husson dit que les incisions trop profondes ont occasionné des érysipèles très-étendus et des accidens malheureux (1). Dans le rapport du comité central de vaccine sur les vaccinations pratiquées en France en 1808 et 1809 (2), le D.r Richard, du Haut-Rhin, rapporte qu'un enfant qui avait sucé ses boutons de vaccine eut une éruption générale abondante, dont la matière servit à inoculer 17 enfans, qui tous eurent une vaccine parfaitement régulière. Il cite dans le même rapport l'exemple d'une fille âgée de huit ans, qui, quatre jours après avoir sucé la vaccine de son frère, eut une éruption d'une vingtaine de boutons. M. Cazals, médecin à Agde, ayant vacciné inutilement, à différentes reprises, une fille âgée de quatre ans, eut l'idée de donner à cet enfant une pincée de croûte vaccinale réduite en poudre, dans une cuillerée de soupe. Le quatrième jour elle éprouva des baillemens, quelques nausées, et même des vomisse-

(1) Ouv. cité, p. 87.

(2) Pages 48 et 49. Voyez un fait semblable dans le rapport du comité central de vaccine pour 1811, p. 29.

mens, comme dans la variole. Il y eut une fièvre très-vive, avec assoupissement, mouvemens nerveux et abattement extrême. Le sixième jour, il se fit une éruption générale de cent quatre-vingts boutons, tous de nature vaccinale (1). Dans d'autres cas, la vaccination à la manière ordinaire a produit, comme nous en citerons plus bas des exemples, une éruption générale : or, dans ces cas, les vaccinés n'ont pas été plus exempts de la petite-vérole que ceux qui n'ont eu d'autres pustules que celles de l'insertion ; par conséquent l'éruption générale de la vaccine, comme la multiplicité des boutons varioleux, ne sont point nécessaires pour préserver de la récidive de la petite-vérole, et ne dépendent que de circonstances fortuites, étrangères à la nature de la maladie.

Elles sont donc fausses les craintes et la théorie de ces humoristes exclusifs qui voient dans le pus des pustules varioleuses un amas des humeurs viciées appelées de toutes les parties du corps à la peau ; préexistantes au développement de la maladie, et errantes dans les différens systêmes organiques, où elles n'auraient pas tardé à exercer les plus grands ravages. Une médecine plus rationnelle, plus physiologique, leur eut appris que le

(1) Rapport sur les vaccinations pratiquées en France en 1810, p. 50.

pus n'existe point tout formé dans la masse du sang, pas plus que le lait, la bile et les autres fluides sécrétés : qu'il est le produit d'une sécrétion particulière exercée par le tissu-cellulaire, et que sa quantité plus ou moins grande lors de l'éruption varioleuse, de même que ses qualités spécifiques et le lieu qu'il occupe, dépendent d'une affinité particulière entre les miasmes contagieux de la petite-vérole et le tissu-cellulaire sous-cutané, où ces miasmes, suivant l'idiosyncrasie du sujet, et plusieurs autres circonstances, excitent un travail plus ou moins actif, et déterminent dès lors une sécrétion de matière plus ou moins abondante. Ainsi, la vaccine substituée à la petite-vérole ne pourra pas être accusée, parce qu'elle ne suscite pas ces grandes tempêtes humorales qui, trop souvent, en troublant les propriétés vitales et les fonctions, détruisent des organes essentiels à la vie ou à nos relations sociales. Elle devra donc être considérée comme un bienfait, en cela même qu'elle écarte l'occasion de ces suppurations énormes qui épuisent le corps et font tant de victimes : et, aux yeux de tout médecin un peu initié aux mystères de l'économie vivante, elle sera vengée des outrages de ces vulgaires observateurs qui, prenant partout l'effet pour la cause, n'apprécient l'heureuse influence d'un phénomène qu'à ses hideux et dégoûtans résultats.

Mais ce n'est pas assez, pour vaincre l'opposition que bien des personnes apportent encore à la pratique de la vaccine, d'avoir prouvé qu'en aucune manière le développement de la petite-vérole ne peut être utile à l'homme. Tout en admettant les propositions que nous venons d'établir, elles n'en persistent pas moins dans l'opinion qu'il faut rejetter la vaccination, parce qu'elle doit développer certains principes morbifiques, et que les enfans peuvent transmettre à d'autres enfans, par la vaccine, le germe des maladies dont ils seraient atteints.

Je n'entreprendrai point de répondre en particulier à toutes les assertions que les antagonistes de la vaccine ont produites en preuve de l'opinion que cette inoculation occasionnait plusieurs maladies, ni de discuter la valeur de tous les faits sur lesquels ils l'ont appuyée, quoique cependant ce serait un moyen assuré de montrer le degré de confiance qu'on peut leur accorder : je me bornerai à analyser succinctement les ouvrages de trois médecins anglais, Rowley, Moseley et Squirrel (1), parce que c'est du pays même où la vaccine a été découverte que sont sorties contr'elle les plus fortes oppositions. J'aurais bien pu analyser aussi,

---

(1) Ces ouvrages sont réunis en un seul volume sous le titre de : *La vaccine combattue dans le pays où elle a pris naissance*.

pour les combattre, les écrits de quelques médecins de notre nation ; mais leurs raisons étant les mêmes que celles des médecins anglais que je viens de nommer, j'ai pensé qu'en détruisant les unes on réduisait les autres au néant. Il est d'ailleurs curieux d'opposer, comme l'a fait le D.r Husson, les noms obscurs des ennemis de la vaccine, des Vaume, des Goetz, des Dufay, des Tapp, des Chapon, des Verdier, à ceux des Thouret, des Hallé, des Sabatier, des Pinel, des Corvisart, des Guillotin, des Andry, des Janroy, des J.-J. Leroux, et, en général, de tout ce que la France possède de plus distingué dans l'art de guérir, qui se sont prononcés hautement en faveur de cette pratique : ce rapprochement vaut seul toute une critique. Au surplus, le comité central de vaccine, et le D.r Husson (1), ont, depuis long-tems, répondu victorieusement aux attaques des plus célèbres détracteurs de la vaccine ; et, en particulier, d'Alphonse Leroy et de Vaume. M. Husson prononce ainsi le jugement de ce dernier : « Il combat » des faits par des raisonnemens, des expériences » par des systêmes, la vérité par le mensonge. » Il cite comme vaccinés des enfans qui ne l'ont » point été, ou sur lesquels l'inoculation de la » vaccine n'a été suivie d'aucun effet : il lui attribue

(1) Ouv. cité, p. 104 et suivantes.

» des accidens qui en sont tout-à-fait indépendans ; » enfin, il travestit en affections graves et extraordinaires les circonstances les plus simples, qui » se sont présentées pendant le cours de la vacci» nation (1) ». Néanmoins, pour satisfaire, autant qu'il me sera possible, aux conditions du programme, je vais examiner quels sont les accidens redoutables que l'on attribue à la vaccine.

On veut qu'elle produise des pustules, la gale ; des ulcères ; qu'elle favorise le développement des scrofules : et, lorsque ces fâcheux accidens ne paraissent pas de suite, « le poison vaccinal reste » caché dans la constitution, semblable au virus » vénérien, pendant des mois et même des années, » et il fait, comme ce dernier, une éruption su» bite, en couvrant le corps de plaies et d'ul» cères (2) ». Ce n'est point là que se bornent les ravages de la vaccine : *elle abrutit l'espèce humaine, elle altère les facultés intellectuelles* (3) ; et ce n'a pas été sans horreur que le D.r Moseley a vu le visage d'un enfant se transformer et prendre, en quelque sorte, la forme d'une tête de vache (4).

(1) Ouv. cité, p. 105.

(2) Voyez le discours préliminaire de l'éditeur de l'ouvrage du D.r Rowley, p. 18.

(3) Moseley, discussion historique et critique sur la vaccine, p. 251.

(4) La vaccine combattue, etc., p. 22.

Le Dr Rowley assure qu'en Angleterre plusieurs personnes en moururent, que d'autres, qui avaient eu jusqu'alors une peau claire et lisse, et dont les parens avaient été très-sains et exempts de toute affection cutanée, se trouvèrent affectés ensuite de *gale vaccinale*, d'éruptions croûteuses, *d'amas de matières*, d'ulcères, de pustules, *qui laissèrent aux malades une physionomie noire et livide :* que des suppurations en différentes parties du corps; *un grand nombre de nouvelles maladies dégoûtantes et particulières aux animaux*; des humeurs aux yeux et aux oreilles, la cécité même et la surdité, ont été *fréquemment et évidemment* l'effet de la vaccination, *qui doit communiquer toutes les infirmités des vaches, et le grease du cheval* (1); tellement, ajoute-t-il plus loin, qu'il est difficile de prévoir l'étendue des maux que cette triste découverte causera à l'humanité (2). M. Rowley explique la cause de tant d'accidens épouvantables, en nous apprenant « qu'en raison de la faible affinité » du sang avec le virus vaccin, l'économie forcée » à le recevoir, *s'efforce*, d'après ses propres lois, » de l'expulser de la constitution : et, conformé- » ment au pouvoir d'irritabilité, ou au principe » préservant, elle réussira dans ses efforts tôt ou

(1) La vaccine combattue, etc. p. 49.

(2) Ibid., p. 68.

» tard ; et alors la petite vérole ou des maladies » vaccinales auront lieu (1) »

A l'appui de telles assertions et d'une théorie si ingénieuse, M. Rowley donne un tableau de 504 observations d'accidens, qu'il dit avoir été occasionnés par la vaccine, recueillies de sa pratique particulière et de celle des docteurs Moseley, Squirrel, Goldson, Rogers, Birch et Lipscomb. Pour donner la mesure de la confiance qu'elles méritent, j'en citerai, textuellement et intégralement, quelques-unes prises au hasard : « N. 12, » eut un bras ulcéré, ce qui faillit lui devenir » funeste. N.° 13, à la vaccination succéda une » *gale vaccinale* horrible. N.° 11, mourut à la suite » de la vaccination. N.° 102, mourut de la vac- » cine. N.° 31, eut après la vacination une fièvre » maligne-putride, et mourut couvert d'escarres » gangreneuses. N.os 25 et 26, deux enfans, quoique » nés de parens très-sains, furent attaqués de » toutes les maladies que la vaccine amène, de » la gale vaccinale, des écrouelles, d'ulcères, » d'abcès. N.° 182, vacciné par Jenner, eut une » tumeur et une inflammation au bras, dont il » mourut. N.° 184, deux ans après la vaccine, » il se forma un large abcès au côté, et qui com- » muniqua intérieurement avec le thorax ; cas

---

(1) La vaccine combattue, etc., p. 145.

» très-dangereux ! N.° 390, éruptions dangereuses » quatre mois après la vaccination : la figure enfla » prodigieusement, les yeux saillans, les lèvres » et les paupières grossirent; bref, *tout annon-* » *çait une ressemblance affreuse entre la figure* » *de cet enfant et celle d'un bœuf.* »

Si on a lieu d'être satisfait du talent du D.r Rowley pour la description des maladies vaccinales, on ne le sera pas moins de la sagacité qu'il déploie dans l'explication du mode de leur formation. « Elles consistent, dit-il, dans de grandes » enflures entre le périosteum et les *surfaces in-* » *férieures* des muscles de la figure, et dans les » interstices des muscles, dans la structure cellulaire » où elles forment non du pus, mais une éruption » provenant du sang que j'ai vu quelquefois s'épan- » cher (1) ».

Maintenant je demanderai à toute personne instruite et désireuse de connaître la vérité, si, dans une controverse aussi importante, et lorsqu'il s'agit d'un préservatif qui fait la sécurité de tant de familles, il est permis de donner pour des observations des assertions dénuées de toute preuve ? A-t-on jamais pu croire sérieusement qu'on persuaderait à des lecteurs judicieux que la vaccine altère les facultés intellectuelles, qu'elle abrutit l'espèce humaine, et qu'elle lui communique toutes

(1) Ouv. cité, p. 136.

les infirmités de la vache, le *grease* du cheval ; et un grand nombre de maladies dégoûtantes particulières aux animaux ? Et ces ressemblances affreuses entre la figure de certains vaccinés et celle des bœufs !.... N'est-ce pas là de ces contes puérils, ou de ces stratagêmes odieux offerts à la multitude ignorante pour effrayer son imagination, lorsqu'on ne peut la convaincre par de bonnes raisons ?

Après de longues déclamations contre la vaccine et ses partisans, qu'il appelle des *fanatiques* et des *ignorans*, le D.r Rowley, voulant, comme il le dit lui-même, donner la plus grande utilité à son ouvrage, indique les moyens de guérir *les nouvelles maladies que la vaccine a introduites dans la société*, et d'arrêter ce fléau destructeur, qui menace de n'épargner personne, *pas même ceux qui en sont les promoteurs* (1). Ces derniers mots ne sont-ils pas bien adroitement jettés là pour porter dans tous les esprits une crainte salutaire ? Comment ! la vaccine détruit non-seulement la santé de ceux à qui on l'a inoculée ; non-seulement elle change leur figure en celle des vaches, ou leur laisse une physionomie noire et livide, et couvre leurs corps de gale, de pustules, et de hideux ulcères ; mais encore elle exercera ses ravages sur

(1) Ouvrage cité, p. 135.

ceux qui en sont les propagateurs !..... La raison reste confondue devant des allégations aussi étranges, qui ne méritent, au surplus, aucune réfutation sérieuse.

C'est avec un esprit tout aussi philosophique, et avec les connaissances médicales qu'il laisse supposer, que le D.r Rowley entre dans le détail du traitement des maladies vaccinales, qu'il réduit, après tout, à la gale, à des ulcères, à des abcès et à la gangrène. Mais pour qu'on ne lui objecte pas que ces maladies se rencontrent aussi sur les individus qui n'ont pas été vaccinés, il prévient que ce ne sont point les maladies que nous connaissions sous ces dénominations avant la vaccine ; qu'elles en ont seulement l'apparence, mais que leur nature est différente : c'est pourquoi il les appelle *cow-pox-gale*, *cow-pox-abcès*, *cow-pox-ulcères*, *cow-pox-gangrène*.

Je terminerai ces observations sur l'ouvrage du D.r Rowley, en prenant acte d'un aveu qui lui est échappé. « On remarque, dit-il, généralement » que, chez les personnes vaccinées qui ensuite » ont eu le cow-pox-gale, des abcès ou des ulcères, » ni les glandes lymphatiques, ni les vaisseaux » absorbans lymphatiques n'ont été attaqués (1) ». Cependant le virus vaccin qui n'a pu être absorbé

(1) Ouvrage cité, p. 135 et 136.

que par ces vaisseaux et qui a traversé les glandes lymphatiques, aurait dû affecter d'abord ces organes, y déterminer des inflammations, des abcès, avant que d'infecter toute l'économie; ainsi qu'on voit, le plus ordinairement, le virus syphilitique attaquer les glandes des aînes, avant de produire une maladie constitutionnelle. Or, puisque cela n'existe pas, qu'en doit-on conclure? si ce n'est que ce virus vaccin si calomnié ne possède point de qualités pernicieuses, et n'a pas produit les maux qu'on lui attribue.

A la suite de l'ouvrage du D.r William Rowley, on lit une discussion historique et critique de la vaccine, par le D.r B. Moseley, qui, loin d'offrir rien qui puisse faire croire aux dangers de la vaccine, présente, au contraire, les preuves les plus convaincantes de son heureuse influence. Le livre de ce médecin est d'ailleurs recommandable par la bonne-foi qui le caractérise. M. Moseley commence, en effet, par donner le texte de vingt-huit rapports concernant la vaccine, faits au comité de la Chambre des Communes, par plusieurs médecins et chirurgiens des plus distingués, et tous tendant à constater sa propriété préservative de la petite-vérole et son innocuité envers le corps humain: ensuite il prend à tâche d'y répondre. Mais cette réfutation, dont l'objet principal est de démontrer les dangers prétendus de la vaccine, ne peut même servir à élever un seul doute raisonnable sur l'utilité de cette pratique. Il ne parle qu'en termes généraux des maux qui la suivent, tels que des gales, des ulcères, des abcès, sans produire aucune preuve que ces maladies en soient réellement les suites nécessaires. Son grand argument est que la vaccine ne préserve pas de la petite-vérole, ou du moins qu'elle n'en préserve que pendant quelque tems, ou plutôt enfin qu'elle diminue seulement la disposition à la recevoir. C'est pourquoi il conclue à ce qu'on revienne à l'inoculation de la variole dont il vante les grands avantages et la supériorité sur la vaccine. Suivant lui, cette dernière maladie a une grande ressemblance avec la pustule maligne ou le charbon communiqués aux hommes par les animaux malades (1) : maladies affreuses, ajoute-t-il sensément, et qu'on n'aurait jamais songé à faire servir contre la petite-vérole ! Chacun assurément partagera son avis sur ce dernier point ; mais il eut fallu qu'il donnât les preuves de cette analogie ; aussi cela lui étant impossible, s'est-il contenté d'une simple allégation.

Enfin, vient un troisième ouvrage, dans lequel le D.r Squirrel s'efforce à prouver que l'inoculation est plus salutaire que la vaccination. Mais il ne

(1) Ouv. cité, p. 223.

rapporte aucun fait contre la vaccine, et remplit ses pages de conseils sur la manière d'inoculer la petite-vérole.

Dans une discussion de la nature de celle-ci, l'exposé des faits et des preuves rationnelles avancés par ceux qui accusent la vaccine de développer différens principes morbifiques, était un moyen nécessaire pour arriver à la solution de la question proposée. Car si l'on était parvenu à détruire les preuves produites, à faire envisager les faits sous un autre point de vue, et à montrer qu'au lieu de bonnes raisons on ne trouvait que des erreurs, des allégations vagues, des déclamations et des injures, il s'élevait un soupçon légitime que toutes les craintes émises contre l'innocuité de la vaccine étaient vaines et illusoires.

Cependant, même en accordant que les maladies dégoûtantes dont parlent les trois docteurs anglais aient été réellement observées à la suite de la vaccine, il faudrait peut-être rechercher si des circonstances particulières n'auraient pas donné lieu à ces accidens dont on a tant parlé en Angleterre; ce qui justifierait, jusqu'à un certain point, les médecins qui se sont élevés avec tant de passion contre la vaccine; et ce qui servirait aussi à détromper les personnes qui, sur la foi de ces médecins, se refusent à jouir des bienfaits de cette précieuse découverte.

Il est bien vrai qu'on a observé plusieurs fois en Angleterre, à la suite des premières vaccinations, des ulcères et autres accidens locaux, une fièvre violente. Jenner et Sacco ont eu des occasions fréquentes de voir la pustule vaccinale produite par l'insertion du cow-pox, se creuser et se convertir en un ulcère rongeant, dont l'irritation donnait lieu à beaucoup d'inflammation, et quelquefois à des symptômes graves, tels que des érysipèles phlegmoneux et une fièvre violente (1): mais ces accidens n'ont plus eu lieu lorsque le vaccin a été successivement reproduit d'un individu à l'autre jusqu'à sa troisième ou quatrième génération, et qu'il a été ainsi adouci par le travail qu'il a subi sur l'homme.

Le D.r Decarro a fort bien apprécié plusieurs des circonstances qui ont occasionné en Angleterre, soit des variétés dans l'éruption vaccinale, soit des accidens concomitans ou consécutifs. « On sait, » dit-il, que pendant que les médecins des autres » pays ont abandonné, d'un commun accord, » l'usage de l'inoculation de la petite-vérole, un » grand nombre d'anglais n'ont pas cessé de la » pratiquer : que nulle part il n'a subsisté, ainsi » qu'à Londres, après la découverte et la propa- » gation de la vaccine, un hôpital de petite-vérole

(1) Voyez Husson, ouv. cité, p. 50.

» et d'inoculation, et qu'aucune loi anglaise ne » défend l'inoculation, ni ne commande la vacci- » nation. Qu'on se rappelle aussi que, dans les com- » mencemens, feu le Dr Woodwille, l'ami zélé » de cette dernière méthode, mêlangea à dessein » les deux virus, variolique et vaccin, dans l'hô- » pital même de la petite-vérole dont il était mé- » decin, et fit une série d'expériences très-inté- » ressantes, sans doute, comme objet de théorie, » mais qui compromirent la pureté du préser- » vatif; qu'il en résulta des éruptions mixtes et » anomales, dont on eut long-tems peine à se » débarrasser, même sur le continent (1) ».

Dans une lettre écrite de Londres au Dr Decarro, le 22 janvier 1801, Jenner se plaignait des difficultés qu'il rencontrait par ces expériences de Woodwille, et par les fautes commises par quelques ignorans praticiens des provinces. Cette dernière cause des malheurs que le vaccin a pu occasionner est, en effet, importante à noter, car ayant déjà vu que le mode d'insertion du virus variolique déterminait une éruption plus ou moins abondante, suivant que l'incision était plus ou moins profonde, l'analogie portait naturellement à conclure que si on faisait une piqûre profonde en vaccinant, le virus porté dans le tissu adipeux devait y dé-

(1) Biblioth. Brit., vol. XII, Sciences et arts.

terminer une irritation considérable qui, jointe à celle de la blessure, donnerait lieu à ces ulcères, à ces dépôts, à ces engorgemens des glandes axillaires, à ces érysipèles, à cette fièvre, souvent très-forte, dont se sont plaint si amèrement les détracteurs de la vaccine.

On admettra d'autant plus facilement les causes assignées par le D.r Decarro et par Jenner aux différens accidens qui ont accompagné ou suivi la vaccine en Angleterre, qu'on n'a point vu s'élever d'aussi nombreuses réclamations contre cette pratique sur le continent, où le vaccin a été généralement transmis dans son état de pureté et déjà modifié par le corps humain. Ce n'est qu'à Genève que des éruptions varioleuses consécutives à la vaccine, et diverses éruptions anomales chez les vaccinés, ont paru en assez grande quantité pour éveiller l'attention des médecins. Mais ces faits, loin d'être défavorables à la vaccine, lui servent d'appui, parce qu'il fut reconnu que le premier vaccin, envoyé de Vienne par le D.r Decarro sur des fils, provenait d'un virus vaccin inséré sur un individu variolé. Aussi les premières tentatives pour inoculer la vaccine à Genève n'eurent-elles pas les heureux effets qu'on en attendait? Il faut aussi remarquer que toutes ces éruptions se sont manifestées surtout dans le commencement de la pratique de la vaccination, alors que la petite-vérole naturelle ou inoculée régnait encore, et alors aussi que la nouveauté de ce procédé dût rendre l'opposition très-vive, et qu'on se plût à voir par-tout des maux qui, parce qu'ils survenaient à des individus vaccinés, étaient, par l'effet d'une prévention aveugle, attribués à la vaccine. Mais, à mesure qu'on s'est éloigné de l'époque de cette découverte, les clameurs ont été moins grandes, et on a moins observé de ces éruptions, de ces accidens divers, et de petites-véroles, consécutifs à la vaccine.

Les exemples les plus fréquens et les mieux déterminés de petites-véroles survenues après la vaccination ont été observés en Angleterre; sans doute par suite du mélange des virus vaccin et variolique, et aussi à cause du défaut total de police à l'égard de l'inoculation qui était toujours tolérée.

Depuis le 10 mai 1799, date de la première vaccination faite à Vienne par le D.r Decarro, jusqu'en 1820, ce médecin, malgré ses peines continuelles pour vérifier et éclairer tout ce qui lui paraissait douteux, n'a eu connaissance que de trois cas bien avérés de petite-vérole consécutive à la vaccine (1): et encore, dans ces cas, comme dans ceux que d'autres médecins ont observés,

(1) Bibliothèque universelle, tom. 13, n.o de février 1820.

la petite-vérole a été constamment bénigne. C'est ce qu'attestent, entr'autres, le D.r Alexandre Marcet, de Londres, et le D.r A. Monro, d'Edimbourg. (1).

Odier, de Genève, dit avoir vu sur quelques-uns de ses vaccinés des éruptions coïncidentes semblables à la petite-vérole, à peu-près deux ou trois fois sur cent; et que, dans un ou deux cas, cette éruption fut très-abondante. Mais il ajoute qu'il lui a paru démontré que cela tenait à l'épidémie de petite-vérole qui régnait alors; et c'est aussi ce que Woodwille a observé à Londres (2). Dans cette circonstance, comme nous l'avons fait remarquer plus haut, la contagion variolique avait déja infecté l'économie, où elle était dans un état d'incubation, lorsque la vaccine a été inoculée (3): par conséquent cette dernière n'avait pas pu détruire la susceptibilité de contracter la petite-vérole. Le D.r Krauss, du cercle de Rézat, en Bavière, pense que cette susceptibilité ne peut être détruite avant qu'il ne se soit écoulé trente-six heures depuis l'apparition de l'auréole vaccinale. Le D.r Lehr, de Francfort-sur-le-Mein, a vu paraître au onzième

(1) Bibliothèque universelle, n.o d'avril et de mai 1819.

(2) Rapport sur le cow-pox, traduit par Aubert, p. 98.

(3) Voyez relativement aux complications de la variole et de la vaccine observées si fréquemment par Woodwille, les remarques très-judicieuses de M. Husson, page 53 de son ouvrage sur la vaccine.

jour de la vaccine dix-huit à vingt boutons varioleux.

Cette considération du tems que peut durer la susceptibilité de contracter la variole après la vaccination est donc fort importante. On peut, d'ailleurs, réceler en soi la contagion de la petite-vérole lorsqu'on vient à être vacciné. Dimsdale pensait que la période d'incubation de cette maladie durait de treize à vingt jours. Or, pendant cet intervalle, la vaccine a eu le tems de se développer : et, comme on a vu souvent la simultanéité de ces deux maladies, il ne répugne point à croire que la petite-vérole soit restée assoupie pendant la durée de la vaccine, pour se manifester après elle. Ces exemples nous paraissent propres à donner un nouveau crédit à la vaccine, parce qu'on a vu que dans le cas où son developpement précédait celui de la petite-vérole, celle-ci était le plus souvent bénigne ; la plupart des boutons avortaient, les autres suppuraient, mais ne duraient que peu de jours, n'exhalaient aucune odeur, et n'étaient accompagnés, pour le plus grand nombre des cas, d'aucune fièvre secondaire (1).

Au surplus, je dirai avec le D.r Krauss, que la

(1) Mémoire sur l'inoculation de la vaccine à Genève, par Odier; inséré dans la Bibliothèque Britannique, t. 15, p. 83 et suivantes.

véritable vaccine n'est réellement préservative que lorsqu'elle a atteint son plus haut degré d'intensité sur lequel repose sa propriété d'éteindre la susceptibilité varioleuse ; et c'est pour cela qu'il conseille d'administrer des cordiaux, avant et pendant la vaccine, aux enfans faibles et cacochymes ; et, dans ces cas, il multiplie les piqûres ; pratique que j'ai moi-même suivie, d'après les mêmes motifs, et avec le même succès. Or, suivant la judicieuse remarque du médecin Bavarois, il n'est point étonnant que, chez des sujets qui n'ont éprouvé qu'une vaccine dont l'auréole pâle et la pustule peu développée annonçaient une impression trop légère de l'infection vaccinale sur l'économie, la petite-vérole ait trouvé le corps disposé à la recevoir.

Après tout, en admettant même qu'on ait vu des petites-véroles parfaitement caractérisées survenir après une vaccine régulière et légitime, il ne s'ensuivrait pas que la vaccine ne dût pas être regardée comme le préservatif de la petite-vérole : ce serait, en effet, comme si on prétendait que cette dernière maladie ne préserve pas elle-même de son retour, parce qu'il s'est présenté des cas bien avérés de sa récidive. Or, puisque la petite-vérole naturelle et dans tout son développement a bien été suivie, à un intervalle plus ou moins long, d'une autre petite-vérole, pourquoi la vaccine, qui, d'après l'idée que j'ai émise plus haut, n'est que le *minimum* de la petite-vérole, n'en serait-elle pas elle-même suivie quelquefois. ?

D'ailleurs, un grand nombre de ces éruptions prises par le vulgaire pour la petite-vérole, ne sont réellement que des varicelles, ou petites-véroles volantes, qui se manifestent sur tous les sujets indistinctement, variolés ou vaccinés. C'est ce que M. Jouen, médecin à Harcourt, eut occasion d'observer, dans une épidémie de varicelle qui attaqua ceux qu'il avait lui-même vaccinés, ceux qui ne l'avaient pas été, et ceux qui avaient eu la petite-vérole (1).

Le D.r Peschier, l'un des rédacteurs de la Bibliothèque universelle, parle aussi d'éruptions varioleuses survenues chez des individus dûment vaccinés. Il nomme cette maladie *variole vaccinique*, et il a toujours observé qu'elle était bénigne. Elle consistait en petits boutons ronds, lisses, durs, qui ont séché du 3.e au 4.e jour de leur apparition, ou du 6.e au 7.e de la maladie, et qui n'ont laissé aucune marque après leur chûte. Mais je ne vois guère ici les caractères de la petite-vérole : et, pour que M. Peschier eut été autorisé à regarder ces éruptions comme varioleuses, il aurait dû en inoculer le pus et produire par là la petite-

(1) Annuaire de la Société de médecine, chirurgie et pharmacie du département de l'Eure, 1809, p. 251.

vérole. C'est ce qu'il n'a point fait ; mais c'est ce qu'ont fait, dans des cas semblables, sans rien obtenir, les membres du comité central de vaccine, et ceux de la commission de vaccine du Louvre ; c'est aussi ce qu'a fait inutilement M.r Fréteau, de Nantes (1). M.r Valentin, de Nancy, a aussi rencontré assez souvent la petite-vérole volante sur des sujets vaccinés, et l'inefficacité des expériences authentiques faites avec la matière de ces éruptions, a forcé au silence ceux qui s'en étaient prévalus contre l'efficacité de la vaccine. Ces expériences ne devraient donc jamais être négligées lorsqu'il se manifeste sur des vaccinés des éruptions d'une apparence varioleuse : en les faisant on assurerait le triomphe de la vaccine, et on dissiperait bien des craintes. C'est ainsi qu'en 1815 une épidémie de petite-vérole s'étant manifestée à Worms, à Oppenheim, à Mayence et à Francfort-sur-le-Mein, les vaccinés furent aussi affectés d'une éruption qui offrait les apparences de cette maladie ; ce qui répandit l'alarme dans tous ces pays, et discrédita beaucoup la vaccine, bien que M. Melber, médecin de Francfort, se fut assuré que, chez les individus vaccinés, la maladie n'avait jamais été aussi grave que chez les autres, et qu'aucun

(1) Recueil périodique de la Société de médecine, t. XI, p. 113.

d'eux n'avait péri (1). Ce n'était pas assez; il était encore indispensable de s'assurer de la nature de cette éruption, en inoculant le pus des pustules sur des individus qui n'auraient jamais éprouvé ni la variole, ni la vaccine. Car, sans cette épreuve décisive, M. Melber était-il suffisamment autorisé à déclarer que l'éruption qui attaqua les vaccinés était réellement varioleuse ?

A toutes les raisons que je viens de détailler, je joindrai l'assentiment de la plus grande partie des médecins, et en même-tems de ceux qui se sont acquis le plus de célébrité; mais sur-tout j'invoquerai le témoignage de toutes les sociétés médicales des différentes parties du globe, qui toutes se sont hautement prononcées en faveur de l'innocuité de la vaccine, et de sa vertu éminemment préservative de la petite-vérole. On peut dire aussi qu'aucune découverte n'a été soumise à tant d'épreuves; et qu'après une multitude d'essais et d'expériences, elle est toujours sortie victorieuse des attaques qu'on avait dirigées contre elle, et de l'examen impartial que les gouvernemens avaient ordonné d'en faire.

En 1819, à l'occasion des rapports d'un médecin de Vienne, dont le nom et les fonctions impor-

---

(1) Voyez le n.° du 2 janvier 1816 du journal allemand intitulé : *Ober-post-amts-Zeitung*.

tantes pouvaient beaucoup influer sur l'opinion publique, on fit dans cette capitale de l'Autriche une enquête légale sur la vaccine : une enquête semblable avait déjà été ordonnée en 1812 ; et le résultat de toutes les deux prouva la légèreté des assertions qu'on avait émises contre l'innocuité de la vaccine (1).

Dans une lettre adressée, le 9 septembre 1809, par le ministre de l'intérieur du ci-devant royaume d'Italie, au D.r Sacco, de Milan, on lit que, d'après un examen attentif de tous les actes, rapports et mémoires qui ont été déposés dans les bureaux du ministère, ainsi que dans ceux des magistrats de santé, il ne s'est pas trouvé un seul exemple d'individu vacciné qui ait éprouvé aucune maladie particulière, en conséquence de la vaccination (2).

Depuis le commencement de cette pratique dans le duché et dans la province d'Anspach, et dans le cercle de Rézat, en Bavière, sur 149,719 individus vaccinés dans l'espace de 17 ans, 28 sont morts de maladies survenues pendant le cours de la vaccine ; et il fut démontré, dit le D.r Krauss, d'après le compte exact qui en a été rendu, que, dans aucun de ces 28 cas, la mort n'a été l'effet

(1) Decarro ; Biblioth. univ., février 1820.

(2) Bibl. Brit., novembre 1820, p. 228.

de la vaccine; et que les individus vaccinés, loin d'en recevoir une influence fâcheuse, furent même moins facilement atteints des épidémies régnantes; et, en général, acquirent une meilleure constitution. Le D.r Krauss affirme aussi que l'expérience a prouvé dans ce pays que l'introduction de la vaccine n'a donné lieu a aucune maladie nouvelle, ni à l'aggravation d'aucune maladie connue (1).

Alphonse Leroy ayant publié une lettre sur des maladies qu'il disait produites par la vaccine, la commission de vaccine du Louvre déclara à cette occasion, que « malgré la surveillance la plus » active, la plus scrupuleuse, et l'attention la plus » impartiale, les membres de la commission n'ont » point vu, ni appris par leur correspondance » que, dans aucun tems, dans aucun pays de » l'Europe, sur aucun sujet, la vaccine ait eu les » suites que M. Alph. Leroy se plaisait à lui » attribuer (2) ».

Dans un rapport du comité nommé par le conseil médical de la Société royale Jennérienne de Londres, publié en janvier 1806, pour constater s'il existe des suites fâcheuses de la vaccine, on lit, art. XX :

---

(1) De l'inoculation de la vaccine considérée sous le rapport de ses avantages pour l'état, les familles et les individus; Nuremberg, 1820.

(2) Voyez le Recueil périodique de la Société de médecine de Paris, t. 12, p. 241.

« De tous les faits que le comité médical a pu » recueillir, il résulte que la vaccination est généralement douce et innocente dans ses effets; et » il n'est venu à notre connaissance aucun cas » propre à nous autoriser à admettre que cette » inoculation ait produit quelque maladie nouvelle » ou dangereuse; mais que le peu de cas qui ont » été présentés contre cette opinion, doit être » attribué à d'autres causes. » Et, art. XXII : « Quelques maladies cutanées, et quelques affec» tions scrofuleuses ont été représentées comme » la suite de la vaccine quand elles étaient effec» tivement dues à d'autres causes; et, dans beau» coup de cas, elles ont paru long-tems après la » vaccination. Mais de telles maladies, en suppo» sant qu'elles puissent survenir, sont infiniment » moins fréquentes après la vaccination, qu'après » la petite-vérole, soit naturelle, soit inoculée (1) ». A l'appui de ces assertions, on peut citer une lettre du D.r Willam, au D.r Thornton, du mois de juillet 1806, où ce médecin, qui est une des premières autorités en fait de maladies cutanées, s'exprime ainsi : « Dans un traité sur la vaccination, » j'ai tâché de prouver que l'inoculation de la » vaccine ne peut pas exciter les scrofules. Mon » expérience, appuyée de celle d'autres praticiens

---

(1) Bibliothèque Brit., mai 1806, p. 75 et suivantes.

» très-répandus, m'autorise à dire, en outre, que » la vaccine ne produit aucune nouvelle maladie » cutanée, et qu'elle n'a pas augmenté le nombre » de celles que les médecins connaissaient depuis » long-tems. » Dans son ouvrage sur les maladies cutanées, le même D.r Willam s'est assuré que plusieurs des affections attribuées à la vaccine ont été connues et décrites mille ans avant sa découverte. (1).

Les actes de la société de médecine-pratique de Montpellier, pour les années de 1804 à 1806, renferment deux mémoires de MM. Granier et Fauchier, sur la question de savoir si la vaccine est accompagnée ou suivie d'aucunes maladies qui en dépendent réellement; et ces deux médecins, dont les ouvrages ont été couronnés par cette société, se prononcent pour la négative.

Le D.r Odier, dans le mémoire que j'ai déjà cité, dit : « Il ne nous a pas paru que, dans aucun » cas, la vaccine inoculée fut suivie ni de cloux, » ni de furoncles, ni de maux d'yeux, ni de maux » d'oreille, ni d'aucun dépôt, comme on en voit » souvent à la suite de la petite-vérole, tant inoculée » que naturelle. Au contraire, nous avons vacciné » plusieurs enfans très-délicats, dont il semble que » la santé ait été, jusqu'à un certain point, amé» liorée par cette opération. »

(1) V. Journal gén. de médecine, t. 31, p. 225.

» On a remarqué, rapporte le D.r Colladon, » membre de la société royale de médecine d'Edimbourg, que, dans les provinces d'Angleterre où » la vaccine est connue de tems immémorial, les » paysans qui l'avaient eu n'en étaient pas moins » bien portans ; que leurs enfans n'en étaient pas » moins robustes, et qu'ils n'en parvenaient pas » moins, dans un état de vigueur, à un âge avancé. » Et certes, si, au lieu d'être un préservatif, la » vaccine était un poison, ses qualités vénéneuses » se seraient manifestées de quelque manière (1) ».

Enfin, les membres du comité central de vaccine ayant suivi pendant huit ans les personnes qu'ils avaient vaccinées, ne se sont point apperçus que, quoique le plus grand nombre ait, pendant cet intervalle de tems, subi les révolutions de la puberté ; que des jeunes filles soient devenues épouses et mères, et qu'enfin tous aient éprouvé des changemens dans leur manière d'être, aucun ait été malade et ait paru atteint de ces prétendus germes morbifiques qu'on a si souvent dit être une suite de la vaccine (2).

Ces témoignages, qu'il me serait facile de multiplier, tous émanés des gouvernemens, des so-

---

(1) Lettres à madame de . . . . sur la vaccine, par J.-P. Colladon, doct.-méd., p. 22 et 23.

(2) Rapport sur les vaccinations pratiquées en France en 1806 et 1807, p. 41.

ciétés médicales, ou des médecins les plus recommandables par leur savoir et leur probité, sont bien propres à rassurer contre des craintes imprudemment manifestées, ou faussement entretenues par quelques obscurs détracteurs de la vaccine.

Mais si cette précieuse pratique ne produit aucune des maladies graves et dégoûtantes qu'on lui a attribuées, il est de la bonne foi, si nécessaire dans une discussion d'un si haut intérêt, d'avouer que la vaccine peut donner lieu à quelques éruptions passagères, à quelques incommodités, qui méritent à peine le nom de maladies, et qui servent, au contraire, à prouver, de plus en plus, l'innocuité de la vaccine, puisqu'étant d'ailleurs fort rares, et ne devant être considérées que comme des exceptions, elles peuvent même être regardées comme une crise salutaire suscitée par le stimulus vaccinal. « Il s'allume, en effet, dit le professeur Chaussier, » une véritable fièvre vaccinale, par l'absorption » successive de la matière qui se sécrète dans les » boutons vaccins. Portée sur tous les tissus, elle » leur imprime une modification qui, outre sa » propriété spécifique de détruire la susceptibilité » varioleuse, opère un changement intestin dont » la nature intime nous échappe, mais qu'on peut » apprécier par ses effets, puisque l'on voit la » vaccine améliorer des constitutions faibles, et » guérir quelques maladies préexistantes. Il n'est

» donc point surprenant de voir, par cette même » impression communiquée à tout l'organisme, se » développer diverses éruptions dont le principe » était resté caché dans le corps (1) ». Ceci expliquera, je pense, assez naturellement la cause des différentes affections que nous allons énumérer, sans qu'on doive accuser le vaccin d'avoir porté dans le corps des humeurs étrangères.

Tous les vaccinateurs ont eu occasion d'observer, après le développement des boutons, des éruptions anomales, sans caractère déterminé, et qui n'ont eu aucune suite fâcheuse.

Dans les rapports sur les vaccinations pratiquées en France en 1806 et 1807 (2) et en 1810 (3), on voit que plusieurs médecins ont rencontré, à la suite de la vaccine, des éruptions cornées, formées de petits boutons confluens, gros comme un grain de millet, sans matière, et tellement durs qu'on ne pouvait y introduire une aiguille.

Des éruptions miliaires, avec ou sans fièvre, ont paru pendant ou après la vaccine, et se sont terminées, plus ou moins de tems après elle, sans produire, pendant toute leur durée, aucun dérangement dans la santé (4).

---

(1) Discours prononcé à l'hospice de la maternité, le 22 juin 1809.

(2) P. 43.

(3) P. 50.

(4) Rapport sur les vaccinations pratiquées en France en 1806 et 1807, p. 43; et 1816, p. 48.

On a observé des éruptions de vésicules transparentes, avec une auréole rouge, et un léger mouvement fébrile, guéries en huit ou dix jours par des lotions émollientes. La matière de ces éruptions inoculée par MM. Voisin et de Laurière, n'a produit aucun résultat (1).

Dans un rapport lu au nom du comité central de vaccine du département de la Sésia, dans la séance publique du 12 mars 1807, par le D.r Lanchetti, on voit qu'il est survenu divers accidens pendant la vaccine ou à sa suite : ainsi, de petites taches élevées, analogues en apparence à la rougeole, ont été observées vers la fin des périodes de la vaccine, et se desséchèrent en quinze jours. Une espèce d'efflorescence analogue à la scarlatine, survint le septième jour de l'insertion aux alentours des pustules, et se répandit ensuite sur presque toute la périphérie du corps. Des inflammations phlegmoneuses qui se terminèrent toujours en suppuration bénigne, et qui guérirent promptement, se manifestèrent quelquefois aux glandes du cou et aux cuisses. Chez quelques-uns des vaccinés, les glandes axillaires se tuméfièrent, et, chez un seul individu, l'une de ces glandes passa en suppuration très-bénigne. On a vu des

(1) Rapports sur les vaccinations pratiquées en France en 1806 et 1807, p. 43; et en 1808 et 1809, p. 50.

tumeurs à la parotide et en différentes parties du corps (1).

Quelquefois les boutons de la vaccine s'ulcèrent (2). J'ai vu dernièrement une série de vaccinations assez nombreuse, où cet accident s'est constamment reproduit : chez la plupart des enfans, à côté d'une pustule légitime se trouvait une pustule ulcérée ; chez quelques-uns aucun bouton ne suivit la marche ordinaire à la vaccine ; toutes les piqûres s'enflammèrent dès le 2.e jour de l'insertion, et il se forma des ulcères larges, irréguliers, à bords droits et relevés, à fond sanieux, et avec une inflammation érysipélateuse sur tout le bras. L'enfant qui avait fourni le premier vaccin jouissait d'une bonne santé, et tous ses boutons étaient régulièrement développés. Deux de ces enfans, vaccinés un mois après, ont eu une vaccine très-régulière.

On lit dans l'Annuaire de la Société de médecine du département de l'Eure, pour 1813 (3), que le D.r Fleurimont a vu un enfant couvert, au huitième jour de la vaccine, d'exanthèmes qui sont devenus purulens, mais qui n'ont point empêché le développement des boutons vaccins. Un autre enfant éprouva une éruption, à peu-près

---

(1) Rapport sur les vaccinations de 1808 et 1809, p. 45.

(2) Ibid., p. 44.

(3) P. 28.

semblable à des croûtes laiteuses, au visage et dans le cuir chevelu; mais ces individus, qui jusqu'alors avaient été languissans, prirent de l'embonpoint, et ont joui depuis d'une bonne santé.

Dans le même recueil pour 1809 (1), on voit que M. Vannier, médecin à Beuzeville, ayant vacciné sa fille par quatre piqûres à chaque bras, un seul bouton parut sur chacun d'eux le 4.e jour; le 10.e il se fit une éruption de pustules sur les mains et entre les doigts, de la grosseur d'une petite lentille; il ne parut rien sur le corps, et il n'y eut point de fièvre. Le 11.e, les pustules se montrèrent sur tout le corps, excepté à la figure, mais sans démangeaison. Elles étaient élevées et d'un blanc clair, et contenaient un fluide clair et incolore. A mesure que les croûtes vaccinales se sont desséchées, les pustules ont diminué, en laissant une légère efflorescence à la peau. Avant la vaccine, cet enfant était fort délicat, n'ayant ni gaieté, ni appétit; depuis il a joui d'une bonne santé.

M. Haguenot, médecin à Pézénas, a vu aussi plusieurs éruptions qui lui ont paru dépendre de la vaccine. Elles se sont présentées à son observation sous des formes différentes : 1.° une éruption générale de couleur rosacée, ressemblant à l'exan-

---

(1) P. 28.

thème qui résulte de l'urtication ; 2.° une éruption générale de boutons verruqueux ; 3.° des boutons hémisphériques remplis d'un fluide très-limpide, autour des pustules vaccinales et au nombre de trois ou quatre ; 4.° des boutons vaccins non déprimés et entourés d'une petite efflorescence purpurine ; 5.° une éruption de petites phlyctènes peu nombreuses qui se desséchèrent au bout de quarante-huit heures (1).

M. Valentin, de Nancy, a observé des vésicules de la grosseur d'un pois, remplies d'une sérosité claire et rougeâtre, donnant lieu, par leur rupture, à la formation de croûtes qui ne tombaient qu'au bout de huit ou dix jours : des exanthêmes lenticulaires : des taches, comme des morsûres de puces : une inflammation érysipélateuse autour des boutons : des ulcères locaux, qui persistèrent plus ou moins de tems. Mais il a toujours remarqué que ces accidens tenaient à un état vicieux des premières voies, ou à une idiosyncrasie particulière, et que la santé n'en avait jamais été altérée (2).

Le savant professeur Hallé, dans une histoire de plusieurs vaccinations pratiquées à Lucques,

(1) Annales de la société de médecine-pratique de Montpellier, t. 1, p. 351.

(2) Ibid., p. 353.

dans les mois de juin et de juillet 1806, rapporte que « la vaccine, soit régulière, soit irrégulière, » peut, vers le tems où se forme l'auréole, autour » du bouton qui lui est propre, c'est-à-dire vers le » 8.e ou 9.e jour ordinairement, être accompagnée » d'éruptions générales, auxquelles elle paraît donner lieu. Ces éruptions consistent dans des pustules » d'une nature particulière : leur forme est analogue » à celle de la petite-vérole ; mais elles en diffèrent » en ce que la liqueur qu'elles renferment est toujours séreuse et ne forme pas un véritable pus ; » en ce que leur éruption, considérée dans son » ensemble, n'a ni les périodes, ni la marche » uniforme de la petite-vérole ; en ce que l'on n'y » observe rien de semblable au gonflement de la » peau qui survient pendant la suppuration de » la petite-vérole régulière (1). »

Jenner, dans une lettre qu'il écrivait, le 23 février 1803, au D.r Marcet, parle d'éruptions qui ont eu lieu sur les vaccinés, en Danemark et en Hanovre, et, en Ecosse, sur des sujets qu'il avait vaccinés lui-même. L'origine de cette altération est, suivant lui, dans l'usage du vaccin pris assez tard sur une pustule, pour qu'il commence à subir un changement qui le rend incapable de

(1) Mémoires de la classe des sciences mathématiques et physiques de l'Institut; 1.er semestre 1807, p. 37.

produire exactement le même effet que s'il avait été pris plutôt (1).

Le Dr Odier rapporte, dans son mémoire sur l'inoculation de la vaccine à Genève, avoir observé, dans sept ou huit de ses vaccinés, une inflammation érysipélateuse, qui s'étendait promptement à plusieurs pouces de distance de la piqûre, et quelquefois même sur la totalité du bras et de l'avant-bras. Il croit que cet accident peut arriver trois fois sur cent. Dans deux cas cette inflammation s'est répandue sur tout le corps, mais sans aucune conséquence alarmante pour la santé de l'enfant. Une ou deux fois il a eu lieu de soupçonner que l'accident était dû à quelque saleté de la lancette, qui avait été récemment aiguisée et qui était grasse (2). J'ai vu assez souvent de ces inflammations érysipélateuses qui couvraient le bras en totalité ou en partie. Pensant aussi qu'elles pouvaient provenir de quelque impureté fixée sur la lancette, j'ai pris l'habitude de la laver dans de l'eau fraîche, à chaque fois que je veux la charger de vaccin, sur-tout lorsque j'ai plusieurs enfans à inoculer en même-tems. J'ai cru aussi que la force qu'on est obligé d'employer sur les bras très-tendres des petits enfans, pour les maintenir au milieu de

---

(1) Bibliothèque Britannique; Sciences et Arts, t. 25.

(2) Ibid., t. 15, p. 71.

leurs agitations et de leurs cris, pouvait comprimer assez rudement ces parties, pour y déterminer un gonflement inflammatoire, qui s'étendra plus ou moins, d'après diverses circonstances éventuelles indépendantes de la nature du vaccin. Au surplus, je ne nie pas que la douleur occasionnée par les piqûres ne puisse, chez des sujets très-sensibles et d'ailleurs prédisposés, donner seule lieu à ces accidens : on sait, par l'expérience, que le rapprochement des piqûres, en produisant la confusion des auréoles des boutons, occasionne ces érysipèles qui sont quelquefois accompagnés d'une fièvre violente et de l'engorgement douloureux des glandes sous-axillaires ; ce qu'on évitera très-facilement en éloignant suffisamment les piqûres les unes des autres.

Un accident que le D.r Pearson a fréquemment observé à Londres, et qui s'est presenté deux ou trois fois à Genève au D.r Odier, a été l'éruption de taches rouges sur différentes parties du corps. Ces taches, semblables à celles qui restent après l'éruption des boutons de l'urticaire, mais qui n'ont point été précédées d'ampoules, ne se sont manifestées qu'après l'efflorescence. Elles ont été tout-à-fait fugitives, n'ont été accompagnées d'aucun malaise, et ne se sont point transmises aux enfans inoculés d'après ceux qui les avaient eues (1). Le D.r Odier a aussi observé fréquemment des éruptions miliaires; mais elles ont toujours été très-fugitives (2). Il a vu, dans cinq ou six cas, après le développement de la vaccine, se manifester, sur tout le corps, des boutons semblables à ceux de la petite-vérole volante, ou plutôt à cette variété de la petite-vérole volante, dans laquelle les boutons ne durent, à la vérité, que trois jours, mais se succèdent les uns aux autres, de manière à prolonger la maladie de plusieurs jours. Des enfans inoculés avec le fluide limpide contenu dans ces boutons placés à une grande distance du lieu des piqûres, ont eu la vaccine, comme s'ils avaient été inoculés avec le fluide formé à l'incision même. Cette éruption, qu'il n'a vu que dans la proportion de deux sur cent, n'a point aggravé l'état des vaccinés (3).

Ces éruptions vaccinales sur toute la surface du corps ont été observées par plusieurs autres vaccinateurs : quelquefois des boutons vaccins se sont développés dans d'autres endroits qu'aux piqûres, sans qu'on ait pu les attribuer à des vaccinations accidentelles. La matière de ces boutons inoculée sur des enfans qui n'avaient eu ni la variole, ni la vaccine,

---

(1) Mémoire cité d'Odier, Bibl. Brit., t. 15, p. 83.

(2) Bibl. Brit., t. 16, p. 203.

(3) Bibl. Brit., t. 15, p. 85 et 86 : et rapport sur la vaccine, publié par les soins du préfet du Léman, p. 24 et 25.

a développé cette dernière éruption. Ces faits ont été consignés, en grand nombre, dans les différens rapports du comité central de vaccine sur les vaccinations pratiquées en France. (1)

Les médecins de l'Eure ont fait des observations semblables. M. Manoury, médecin de l'hospice de Vernon, ayant vacciné un jeune homme de treize ans, le vit au bout de douze jours, et trouva le vaccin trés-bon ; mais il fut bien surpris, lorsque ce jeune homme lui montra sur ses cuisses de 12 à 15 boutons de vaccine, absolument semblables aux autres, quoiqu'il n'eut fait de piqûres qu'à un seul bras (2).

M. Dumont-Lisot, médecin à Bernay, vaccina deux enfans qui eurent une éruption générale pendant le développement de la vaccine. Il prit sur une lancette un peu de liquide contenu dans un des boutons éloignés du lieu de l'insertion, et l'inocula à deux enfans qui eurent une très-bonne vaccine (3).

On lit, dans le rapport fait au comité central de vaccine du département du Tarn, dans sa séance

---

(1) Rapports de 1806 et 1807, p. 44 et 45; de 1813 et 1814, p. 35; de 1815, p. 26; de 1816, p. 48; de 1817, p. 44; de 1808 et 1809, p. 47 et 48; de 1810, p. 52.

(2) Annuaire de la Société de Médecine de l'Eure, 1811, p. 36.

(3) Annuaire de la Société de l'Eure, 1816, p. 14; et une observation semblable, p. 19.

du 2 octobre 1819, que M. Ouradou, médecin à Lacanne, a vu, chez un enfant de cinq ans, une éruption de quatre-vingts boutons vaccins disséminés partout le corps, après l'éruption de vaccine ordinaire. Chez un autre enfant âgé de six ans, porteur de six boutons vaccins très-beaux, développés au lieu même de l'insertion, le genou gauche a été tuméfié et enflammé; il y avait fièvre forte, douleur à la cuisse et existence d'une trentaine de boutons vaccins parfaitement reconnaissables, groupés sur une surface un peu plus grande qu'un écu de six livres. Plusieurs enfans furent vaccinés avec le virus puisé dans ces mêmes boutons, et eurent la véritable vaccine.

Des cas semblables et des résultats pareils se sont présentés à l'observation du D.r Aubert, qui n'à jamais vu l'éruption de ces boutons accompagnée ou suivie d'aucun symptôme grave (1).

Ces observations, intéressantes à plusieurs égards, doivent mettre en garde contre les imputations qu'on pourrait faire à la vaccine, en voyant de telles éruptions, que des gens prévenus ou irréfléchis prendraient pour la petite-vérole, ou pour des maladies nouvelles introduites dans le corps par la vaccine, tandis qu'elles ne sont qu'une extension de cette maladie, qui alors, comme dans son

(1) Aubert, Rapport sur la Vaccine, p. 31.

état de plus grande simplicité, n'a jamais fait courir aucun danger; et qui peuvent d'autant moins nuire à la découverte de Jenner, qu'elles sont le symptôme le plus grave de la vaccine, et que, suivant la judicieuse remarque de M. Husson, elles sont à cette maladie ce que le danger de la mort est à l'inoculation de la petite-vérole (1).

D'après les détails dans lesquels je viens d'entrer, on voit qu'en effet le travail de la vaccine donne lieu quelquefois à des éruptions variées, sur-tout chez les enfans, qui ont d'ailleurs tant de disposition à ces mouvemens des humeurs vers la périphérie. Suivant la remarque de M. Double, « on » n'a jamais encore observé aucun caractère cons- » tant à ces éruptions, qui n'ont aussi présenté » aucun danger : car, bien loin de là, elles ont » été plus utiles que nuisibles, en dirigeant les » mouvemens du centre à la circonférence ; et il » serait inutile, et même dangereux, de rien tenter » pour empêcher ou pour détruire cette action » salutaire de la nature (2) ». Le même médecin fait encore, au sujet de ces éruptions, une remarque très-sensée. « Si, dit-il, on réfléchit aux » nombreuses circonstances coïncidant avec la

(1) Husson, ouvr. cité, p. 55.

(2) Histoire de la constitution médicale du 3.e trimestre de 1808, observée à Paris, et insérée dans le Journal général de médecine, t. 33, p. 278.

» vaccine, quoiqu'elles en soient entièrement indé» pendantes, susceptibles de donner lieu, à elles » seules, aux éruptions qui nous occupent, on » verra combien doivent être rares les éruptions » exclusivement produites par la vaccine. (1) ».

C'est cette incertitude sur les signes propres à faire reconnaître les maladies qui en dépendent réellement, qui avait fait dire au D.r Desessartz, ancien doyen de la faculté de médecine de Paris, qui, lors de la découverte de Jenner, éleva des doutes contre elle, que, malgré tout ce qu'on pouvait dire sur les dangers de la vaccine, les observations qu'il avait faites sur les maladies qui avaient succédé à son inoculation, étaient bien loin d'être assez concluantes pour en accuser le virus vaccin (2).

Ajoutons, au reste, avec M. Hallé, que « si » l'influence de la vaccine sur la production de » quelques éruptions cutanées se confirmait, il en » faudrait conclure seulement qu'elle augmente» rait l'action organique, et qu'elle donnerait plus » d'activité à ces mouvemens, dont les effets sen» sibles ont été désignés en médecine par le mot

---

(1) Histoire de la constitution médicale du 3.e trimestre de 1808, observée à Paris, et insérée dans le Journal général de médecine, t. 33, p. 278.

(2) Recueil périodique de la Société de médecine, t. 12, p. 327.

» de dépuration (1) » ; et convenons que, sous ce seul point de vue, elle serait encore un grand bienfait. Disons aussi avec M. Chaussier, que « la » vaccine doit être considérée comme une affection » dépuratoire, qui se termine par une sorte de » crise plus ou moins prolongée ; et que, si par » quelques abus, on suspend, on pervertit, on » contrarie le cours, la direction de ces efforts » critiques de la nature, de ce mouvement inté- » rieur et salutaire, il en résulte nécessairement » une nouvelle série d'actions morbides : de là ces » toux, ces affections catarrhales, ces diverses » sortes d'éruptions anomales, qui surviennent » quelquefois après la vaccine, et qu'on lui attribue » si gratuitement, tandis qu'elles dépendent unique- » ment de la disposition particulière des individus, » et plus souvent encore des abus, des erreurs ou » de la négligence dans le régime (2) ».

Si nous avons loyalement avoué les accidens que la vaccine peut occasionner quelquefois, il

---

(1) Rapport au nom de la commission nommée par la classe des sciences mathématiques et physiques de l'Institut, pour l'examen de la méthode de préserver de la petite-vérole par l'inoculation de la vaccine, inséré dans le Magasin Encyclopédique du mois de prairial an onze, p. 164.

(2) Discours cité. Voyez aussi le rapport du comité central de vaccine de Paris, 1803, p. 80.

est juste aussi de faire connaître les maux qu'elle prévient ou qu'elle adoucit, indépendamment de sa vertu préservative de la petite-vérole, ou par cela même qu'elle en préserve.

Ayant démontré, dans le courant de ce mémoire, que la petite-vérole était la cause inévitable de beaucoup de maladies, il s'en suit évidemment que la vaccine, en mettant le corps à l'abri de l'infection variolique, arrête tous les maux qui en découlaient. Nous avons déjà vu que les relevés comparatifs des tables de mortalité entre les sujets vaccinés et ceux qui avaient eu la petite-vérole, prouvaient que ces derniers étaient morts en plus grand nombre. Un coup-d'œil général sur la population de l'Europe suffisait aussi pour se convaincre que c'était à l'heureuse influence de la vaccine qu'était due, sans doute, puisqu'on n'en peut assigner aucune autre cause, l'augmentation de cette population, malgré les ravages occasionnés par les guerres sanglantes qui, depuis trente ans, ont désolé cette partie du monde.

De ces vues générales si l'on descend dans le détail des bienfaits de la vaccine, on verra qu'une foule d'observateurs exacts ont pu apprécier l'influence salutaire de cette pratique sur plusieurs maladies, et notamment sur celles qui se rattachent aux altérations du systême lymphatique.

M. Husson, qu'on doit, à tant de titres, placer

au rang des premiers vaccinateurs, regarde l'action du vaccin comme essentiellement stimulante, et est persuadé que la vaccination peut devenir un moyen efficace de guérison dans certaines maladies; qu'on l'a vue opérer des changemens avantageux dans la constitution de quelques individus cacochymes, et détruire des dispositions maladives héréditaires et constitutionnelles. On trouve, à cet égard, plusieurs faits très-intéressans qu'il a rassemblés dans son ouvrage, en un article intitulé : *Bons effets de la vaccine sur la santé* (1).

Les différens rapports du comité central de vaccine sur les vaccinations pratiquées en France, contiennent un grand nombre d'observations qui prouvent d'une manière irrécusable les effets curatifs de la vaccine sur plusieurs affections. Je parlerai d'abord des scrofules, parce que les antagonistes de la vaccine avaient prétendu que le vaccin développait cette dégoûtante maladie; tandis qu'au contraire elle exerce sur elle la plus heureuse influence.

M. Bacon, chirurgien à l'hôpital de Falaise, rapporte que lorsqu'il en prit le service, il y avait beaucoup de scrofuleux, dont le nombre diminua proportionnellement à celui des vaccinations qu'on y pratiqua : il en guérit même vingt-

(1) Ouvrage cité, p. 62 et suivantes.

cinq par des piqûres multipliées (1). Cette maladie n'existe plus dans l'hôpital, depuis que tous les enfans y ont été vaccinés; et c'est bien à la vaccine qu'on est redevable de ce bienfait, puisqu'on n'a pas employé d'autre moyen qu'une forte suppuration par six et huit boutons de vaccine à chaque bras (2).

M. Barrey, dans toute la commune de Donnemarie, où tous les enfans avaient été vaccinés, n'a rencontré que deux scrofuleux, et ceux-là avaient eu la petite-vérole (3). De semblables observations ont été faites dans les départemens du Mont-Blanc, du Gard, de la Haute-Saône et du Pô (4). M. Carron, à Annecy, et M. Serrières, à l'hospice des Orphelins de Nancy, ont vu également les affections scrofuleuses diminuer en raison des vaccinations (5). Dans les engorgemens scrofuleux froids, on a obtenu de grands avantages de la pratique d'incisions multipliées autour des tumeurs et même dessus (6). M. Raynal, médecin à Bourges, avait fait subir, sans avoir obtenu le moindre succès, un traitement anti-scrofuleux à un enfant

(1) Rapport sur les vaccinations de 1808 et 1809, p. 81.
(2) Rapport sur les vaccinations de 1810, p. 66,
(3) Rapport sur les vaccinations de 1808 et 1809, p. 81.
(4) Rapport sur les vaccinations de 1812, p. 36 et 37.
(5) Rapport sur les vaccinations de 1813 et 1814, p. 41 et 42.
(6) Rapport sur les vaccinations de 1808 et 1809, p. 79 et suiv.

qui portait autour du cou des glandes prêtes à s'ulcérer. Il fit sur la tumeur un très-grand nombre de piqûres; presque toutes furent suivies de boutons; l'enfant eut une fièvre considérable, avec des symptômes alarmans. Au bout de huit jours, tous ces accidens se calmèrent; les glandes, qui déjà avaient sensiblement diminué dans le tems de l'irritation, se dissipèrent, et l'enfant a joui depuis lors de la meilleure santé (1). On a guéri des ulcères scrofuleux, en pratiquant autour d'eux un certain nombre de piqûres (2). Il en a été de même de ces ophthalmies scrofuleuses rebelles, le plus souvent, à tous les moyens (3). Les ophthalmies chroniques ont aussi reçu de la vaccine une influence favorable; c'est ce que le D.r Krauss a eu souvent occasion de voir en Bavière: on en trouve plusieurs exemples dans les actes de la société de médecine de l'Eure. M. Maunoir, de Genève, consulté pour un enfant qui avait, depuis plusieurs mois, des maux d'yeux très-rebelles, le vaccina et le guérit par la seule vaccination (4). M. Voisin, de Versailles, dit avoir vu la vaccine guérir des

(1) Rapport sur les vaccinations de 1813 et 1814, p. 41. Voyez aussi les rapports de 1815, p. 28; 1812, p. 33 et 36; 1810, p. 64; 1811, p. 30; 1816, p. 50.

(2) Rapport sur les vaccinations de 1818 et 1819, p. 51.

(3) Ibid., et 1810, p. 61 et 62; 1811, p. 29; 1816, p. 51; 1817, p. 49; 1815, p. 29.

(4) Biblioth. Brit., Sciences et arts, t. 15.

maux d'yeux chroniques et opiniâtres. On lit plusieurs observations de semblables guérisons obtenues par le même moyen, dans un rapport sur la vaccine inséré dans le tome premier des Annales de la société de médecine de Montpellier, et dans le rapport des vaccinations pratiquées en France en 1808 et 1809 (1). Dans ces cas, on a eu soin de multiplier les piqûres, et même d'en faire à l'angle externe des yeux et au-dessus des sourcils. M. Perreul, chirurgien à Moulins, a guéri un enfant de quatre ans, d'une ophthalmie rebelle, par la suppuration de trente-huit boutons de vaccine développés derrière les oreilles, aux bras et à la nuque (2).

M. Manoury, médecin de l'hospice de Bernay, rapporte dans l'annuaire de la société de médecine de l'Eure, pour 1813 (3), qu'il a vu un grand nombre de maladies cutanées et de scrofules améliorées par la vaccine. On trouve dans le même recueil des observations concluantes sur les bons effets de cette pratique dans le rachitisme (4), et dans plusieurs maladies chroniques du système lymphatique. Dans l'annuaire pour 1809 (5),

(1) P. 76 et suiv.

(2) Rapport des vaccinations de 1813 et 1814, p. 39.

(3) P. 37.

(4) Annuaire de 1814, p. 23.

(5) P. 32 et 33.

on lit deux observations très-intéressantes de M.r P. Guiller, qui a vu la vaccine guérir le carreau chez deux enfans, l'un d'un an, l'autre de quatre à cinq ans, déjà réduits au marasme. M. Grandclaude a aussi remarqué l'action très-prononcée de la vaccine chez deux enfans atteints du carreau : « On put observer que la diminution » de la dureté de l'abdomen avait lieu en proportion du développement et du nombre des boutons » vaccins; car la guérison fut beaucoup plus sen» sible et plus prompte sur l'un d'eux qui avait » douze boutons vaccins, que chez le second qui » n'en avait eu que deux (1) ».

Des obstructions considérables à la rate, ont été guéries par M. Duvigneau, chirurgien à S.-Gautier, en disséminant de trente à quarante piqûres par tout le corps; et M. Fouré, de Nantes, ainsi que plusieurs médecins de Nancy ont vu divers engorgemens glandulaires, qui avaient résisté aux remèdes employés en pareille circonstance, céder à l'action de la vaccine (2). M. Brengues a vu une loupe considérable tomber en suppuration et disparaître entièrement après une vaccination pratiquée par plusieurs piqûres sur la tumeur elle-même : et M. Salles, médecin à Valogne, a détruit une

(1) Rapport sur les vaccinations de 1816, p. 50.

(2) Ibid. et p. 51.

loupe de la grosseur d'une forte noix, par la suppuration qui s'y était établie après plusieurs mouchetures vaccinales (1).

Plusieurs médecins ont employé la vaccination dans le rachitisme, et l'excitement qu'elle a imprimé à tout l'organisme a été suivi d'une amélioration notable dans l'état des malades. MM. Mopinot, de Fismes (2), Voisin, de Versailles, Rouger et Rigal en ont donné plusieurs exemples que le comité central de vaccine a consignés dans ses rapports (3). M. Sauvaire, de Meze, a guéri la courbure de la colonne vertébrale, et la paralysie qui en est la suite, en faisant développer seize boutons de vaccine à côté de la colonne épinière (4). M. Cazals, médecin à Agde, consulté pour un enfant de dix ans qui avait de la faiblesse dans les membres abdominaux, jugeant que cette infirmité dépendait de la saillie considérable de trois ou quatre vertèbres dorsales, pratiqua plusieurs piqûres sur chaque côté de la tumeur. Il transforma deux boutons en cautère, et la santé du malade s'est ensuite parfaitement rétablie : dès la cessation de la fièvre

---

(1) Rapports sur les vaccinations de 1812, p. 35, et de 1813 et 1814, p. 36.

(2) Vaccinations de 1817, p. 48.

(3) Vaccinations de 1810, p. 66 et suivantes, et 1816, p. 51; 1808 et 1809, p. 82.

(4) Vaccinations de 1813 et 1814, p. 38.

vaccinale l'enfant se tenait mieux sur les jambes. M. Coste, de Pennes, triompha d'une paralysie des extrémités inférieures, avec amaigrissement de ces parties, chez un enfant de sept ans, en faisant abondamment suppurer vingt-cinq boutons de vaccine, résultant de trente piqûres qu'il avait pratiquées sur le trajet des vertèbres lombaires, et sur le haut du sacrum (1). M. Sebe, chirurgien à la Bessonie, rapporte un fait semblable (2). Le D.r Sacco, de Milan, annonce, dans son traité de la vaccine, avoir fait de trente à quarante piqûres à des enfans atteints de paralysie ou de faiblesse partielle dans les bras ou dans les extrémités inférieures; que quelques-uns guérirent parfaitement, et que d'autres éprouvèrent une amélioration considérable (3). On a vu des paralysies partielles d'un membre guéries chez des adultes par la vaccine. M. Tournay rapporte qu'une femme de trente-trois ans paralysée au bras gauche, depuis un an, et traitée infructueusement par tous les moyens connus, recouvra la liberté de ce membre, au moyen de trente boutons de vaccine qu'on fit développer dessus et qu'on fit long-tems suppurer (4). Dans une hémiplégie, chez un enfant de six mois, M. Colombot,

(1) Rapport sur les vaccinations de 1817, p. 51.

(2) Vaccinations de 1812, p. 33.

(3) Bibl. Britan. octobre 1810, p. 168.

(4) Vaccinations de 1813 et 1814, p. 39, et 1810, p. 58.

médecin à Chaumont, après avoir inutilement fait usage de tous les moyens conseillés en pareil cas, pratiqua la vaccine aux quatre membres : il en résulta une guérison presque complette de l'hémiplégie, quelques jours après l'effet de la vaccine (1). Dans la même maladie, M. Destrées, médecin à Vailly, et M. Rack, médecin à Benfeld, ont vu leurs tentatives couronnées de succès, le premier en disséminant soixante piqûres sur les membres paralysés et le rachis d'un enfant de sept mois ; le second, en pratiquant, sur les cuisses d'un enfant de deux ans, seize piqûres qui, outre la vaccine, donnèrent lieu à une éruption miliaire blanche (2).

Dans un rapport du comité de vaccine du département du Tarn, on lit qu'un enfant de huit ans, attaqué, depuis plusieurs mois, d'héméralopie, obtint le rétablissement de la vue après le développement régulier de quatre boutons situés au-dessus du nerf frontal, et de quatre autres boutons, à côté des aîles du nez, à l'endroit où se termine le filet ethmoïdal de la branche nasale du nerf ophthalmique (3). Dans une héméralopie qui avait succédé, chez un enfant de cinq ans, à la

(1) Rapport sur les vaccinations de 1815, p. 33.

(2) Vaccinations de 1818 et 1819, p. 54 et 55.

(3) Voyez le rapport des vaccinations pratiquées en France en 1808 et 1809, p. 84.

disparition d'un suintement produit par des croûtes lymphatiques qui existaient sur le sommet de la tête, M. Rigal, médecin à Gaillac, après avoir tenté inutilement divers remèdes appropriés, se décida à pratiquer la vaccination; neuf boutons se développèrent; la suppuration fut entretenue pendant près d'un mois, et la vue se rétablit (1).

Chez un homme âgé de cinquante ans, souffrant depuis plusieurs années d'une sciatique, malgré l'emploi des vésicatoires et des moxas, quarante piqûres pratiquées le long du nerf sciatique, par M. Barbier, de la Meurthe, procurèrent une fièvre vive de quarante-huit heures de durée, après laquelle les douleurs disparurent: six mois après cet homme continuait à jouir d'une santé parfaite (2). M. Etienne, du même département, pratiqua 50 piqûres sur le trajet du nerf sciatique, chez une personne de 48 ans, qui avait une sciatique qui avait éludé l'action du moxa: 50 boutons se développèrent; une fièvre vive s'alluma et dura 60 heures; mais, depuis lors, les douleurs névralgiques ont disparu (3). M. Lanchetti, secrétaire du comité de vaccine de Verceil, rapporte un cas semblable: le sujet était une femme âgée de 47 ans, et d'une constitution faible. On fit onze piqûres

(1) Vaccinations de 1818 et 1819, p. 53.

(2) Rapport sur les vaccinations de 1818 et 1819, p. 55.

(3) Vaccinations de 1812, p. 34.

sur le trajet du nerf sciatique ; dix boutons se développèrent ; une inflammation vive et profonde en fut le résultat, mais la sciatique fut guérie (1).

Plusieurs vaccinateurs ont vu des rhumatismes aigus et chroniques céder à l'action stimulante de la vaccine. M. Rigal vaccina, par trente-six piqûres, un enfant de treize mois, perclus, depuis six mois, par suite d'un rhumatisme aigu, ayant alternativement aux articulations des pieds et des mains des gonflemens arthritiques. Vingt-neuf boutons se manifestèrent ; la fièvre dura trois jours ; les boutons suppurèrent pendant près d'un mois ; l'enfant se rétablit, prit de l'embonpoint, et, deux mois après, n'éprouva plus aucun ressentiment de sa maladie (2). Le même praticien employa encore cette méthode avec succès, pour un rhumatisme fixé depuis trois mois dans l'articulation de l'épaule droite d'une fille de douze ans (3). M. Piana, chirurgien à Crocemosso (4) ; M.r Gaurel, médecin à Briatexte (5), et M. Tournier, qui a fait l'expérience sur lui-même (6), ont obtenu de pareils succès en multipliant les piqûres autour des points douloureux.

(1) Vaccinations de 1806 et 1807, p. 73.
(2) Ibid., p. 72.
(3) Vaccinations de 1816, p. 51.
(4) Vaccinations de 1812, p. 34.
(5) Vaccinations de 1813 et 1814, p. 39.
(6) Vaccinations de 1817, p. 52.

On conçoit, par ces exemples, et d'après l'action stimulante de la vaccine, qu'on peut retirer de grands avantages de cette pratique dans certains cas d'engorgemens des articulations. Le rapport sur les vaccinations pratiquées en France en 1810, fait mention de deux faits fort intéressans à cet égard. Il s'agit, dans l'un, d'une fille de neuf ans, tourmentée, depuis deux mois, d'une douleur arthritique profonde, qui avait son siège dans l'articulation de la cuisse gauche, sans gonflement extérieur. Il y avait claudication manifeste, et augmentation considérable de la douleur pendant la marche. On devait craindre une luxation consécutive. Dix-huit piqûres de vaccine furent pratiquées autour de l'articulation; seize boutons parurent; les auréoles inflammatoires se confondirent; la fièvre survint du huitième au neuvième jour; les boutons suppurèrent; la douleur se dissipa peu à peu, et la guérison sembla parfaite (1).

La suppuration prolongée des boutons de vaccine placés derrière les oreilles, a quelquefois guéri des surdités : M. Rigal, à Gaillac, et M. Bize, à Saint-Michel-de-Lannes, en citent chacun un exemple (2). C'est aussi ce que M. Martin a observé sur un enfant de six ans, qui, depuis dix-huit mois, avait presque totalement perdu l'ouïe (3).

(1) Vaccinations de 1810, p. 57.
(2) Vaccinations de 1812, p. 34.
(3) Vaccinations de 1810, p. 57.

Plusieurs maladies nerveuses ont été avantageusement modifiées par la vaccine. Des épileptiques ont éprouvé, à la suite de cette opération, un éloignement de plus de six mois des accès d'épilepsie qui, avant la vaccination, revenaient souvent tous les cinq ou six jours (1). Le comité de vaccine de Gaillac; M. Mortesaigne, chirurgien à Saint-Goussaud; M. Tripier, médecin à Evaux; M. Desvallées, médecin à Falaise (2); M. Duzer, médecin à Marciac; M. Daniel, de la Creuse (3), et M. Salles (4) rapportent des faits à l'appui de cette assertion. Quelquefois même l'épilepsie a paru guérie sans retour : c'est ce qui résulte des observations de MM. Long, de l'Aveyron; Maréchal, de Blamont; Serrières, de Nancy; Ménage, de la Roche-Bernard (5); Cazals, de Agde; Baudrier, de Favie (6); Lavenere, de Tarbes (7); Vaucheret, du Doubs; Comes, du département de Rhin-et-Moselle; Vigaroux, de Montpellier; Audé, de Turin (8).

---

(1) Vaccinations de 1818 et 1819, p. 54.
(2) Vaccinations de 1808 et 1809, p. 83.
(3) Vaccinations de 1810, p. 69.
(4) Vaccinations de 1815, p. 32.
(5) Vaccinations de 1812, p. 43.
(6) Vaccinations de 1815, p. 31.
(7) Vaccinations de 1813 et 1814, p. 43.
(8) Vaccinations de 1810, p. 69 et 70.

Les symptômes de la danse de Saint-Guy ont paru momentanément suspendus par douze piqûres que fit M. Rack le long de la colonne vertébrale d'un enfant de deux ans (1). M. Rouger, médecin au Vigan, a diminué la violence des accès, sur une petite fille de huit ans, en pratiquant quatre piqûres à chaque bras, et cinq de chaque côté des vertèbres cervicales (2); et M. Rigal, de Gaillac, a obtenu par le même moyen un succès complet (3).

On cite des névralgies guéries par la vaccination. Un jeune homme de vingt-cinq ans, tourmenté par une névralgie maxillaire, l'avait combattue vainement par une infinité de moyens. M. Raynal, médecin à Bourges, pratiqua vingt piqûres sur le trajet du nerf maxillaire. Elles donnèrent lieu à des boutons qui suppurèrent abondamment pendant un mois. Depuis lors la névralgie a été totalement dissipée (4).

L'observation constante des avantages de l'action vaccinale sur les constitutions faibles, et primitivement maladives (5), a déterminé plusieurs médecins à employer la vaccination dans la chlorose.

---

(1) Vaccinations de 1816, p. 53.

(2) Vaccinations de 1813 et 1814, p. 43.

(3) Ibid., p. 44.

(4) Vaccinations de 1813 et 1814, p. 42.

(5) Voyez les rapports sur les vaccinations pratiquées en France en 1810, p. 55; 1812, p. 32; 1806 et 1807, p. 71; 1808 et 1809, p. 70 et suivantes.

Ce stimulus a développé une énergie qui a, presque toujours, triomphé de la langueur qui est le caractère essentiel de cette maladie (1)

C'est aussi cette augmentation de l'énergie vitale occasionnée par l'excitement de la vaccine qui a produit la guérison de plusieurs fièvres intermittentes. M. Charoy lut, le 20 messidor an 13, à la société de médecine de Paris, le résultat de quelques expériences de vaccinations sur des enfans attaqués de fièvres intermittentes printannières, desquelles il crut pouvoir inférer que « la vaccine, » dans les fièvres intermittentes, habituelles ou » légères, outre son effet préservatif de la petite- » vérole, devient, comme dans certaines autres » maladies chroniques, un *stimulus* qui, sans être » nuisible, procure quelquefois des crises salu- » taires (2). » Plusieurs autres médecins ont apprécié cette influence sur les fièvres intermittentes. On a vu des fièvres tierces et quartes, plus ou moins rebelles aux divers traitemens, disparaître après l'éruption vaccinale. Presque toujours il a fallu multiplier les piqûres, suivant l'âge des malades, et l'ancienneté ou l'opiniâtreté de la maladie (3).

---

(1) Vaccinations de 1818 et 1819, p. 83; de 1815, p. 30; de 1813 et 1814, p. 44; de 1812, p. 44.

(2) Journal général de médecine, t. 23, p. 388.

(3) Vaccinations de 1808 et 1809, p. 85; de 1812, p. 42; de 1810, p. 70; de 1813 et 1814, p. 42.

La vaccine a, dans plusieurs cas, arrêté ou avantageusement modifié la marche de la coqueluche. On lit, dans un rapport sur la vaccine, inséré dans les annales de la société de médecine-pratique de Montpellier (1), que le D.r Baldou a remarqué, dans une épidémie de coqueluche qui régna à Figeac, que cette maladie respecta tous les enfans vaccinés, malgré les communications les plus intimes qu'ils eurent quelquefois avec les sujets qui en étaient atteints. Le D.r Mignone, du département du Pô, rapporte que, dans l'arrondissement d'Acqui, la coqueluche sévissait avec tant de violence que, sur quinze enfans non vaccinés, deux succombaient : chez les vaccinés, au contraire, elle était constamment bénigne; et même, dans la commune de Fontanille, on ne vit pas un seul enfant vacciné être atteint de cette maladie, quoiqu'elle y régnât épidémiquement (2). Le D.r Krauss a fait les mêmes observations en Bavière. M. Bertrand, médecin à Pont-du-Château, dans une épidémie de coqueluche qui y régna en 1811, a remarqué, sur vingt-un sujets vaccinés atteints de cette maladie, « 1.° que le travail du » virus vaccin, parvenu même à son plus haut » degré d'intensité, a peu d'influence sur le déve-

(1) T. 1, p. 355.

(2) Rapport sur les vaccinations pratiquées en France en 1812, p. 41.

» loppement ou premier stade de la coqueluche ; » 2.° qu'il en a une sensible quand la coqueluche » est dans son deuxième stade ; 3.° qu'elle est » vraiment notable, et en quelque sorte spécifique, » lorsque cette affection est arrivée à son troisième » période (1) ».

Le D.r Jean Archer, médecin du comté d'Hartfort, en Maryland, dans une lettre adressée au D.r Milchill, le 15 novembre 1808, recommande la vaccine comme un remède contre la coqueluche. Il a fait, à ce sujet, plusieurs expériences fort satisfaisantes. Il vaccine dans la deuxième ou troisième semaine de la maladie ; et on observe une amélioration sensible aussitôt que la pustule commence à se dessécher (2). On trouve, dans les actes de la société de médecine du département de l'Eure, un grand nombre d'exemples analogues, qu'il serait trop long d'énumérer ici (3). Les différens rapports sur les vaccinations pratiquées en France en contiennent aussi de fort nombreux et de fort intéressans (4).

On a remarqué, en général, que les accidens de la coqueluche qui semblent s'améliorer beaucoup dans les périodes de l'inflammation et de la fièvre ;

(1) Journal général de médecine, t. 44, p. 449.

(2) Journal général de médecine, t. 36, p. 112.

(3) Voyez entr'autres l'année 1815, p. 103.

(4) Vaccinations de 1810, p. 58 ; de 1808 et 1809, p. 73 ; de 1811, p. 33.

reviennent immédiatement après, mais dans un degré infiniment moins considérable qu'auparavant (1). Cette dernière observation montre qu'ici la vaccine n'agit point d'une manière spécifique, mais seulement en déplaçant l'irritation. Aussi quelques praticiens faisant attention aux bons effets qu'on obtient dans la coqueluche des frictions irritantes pratiquées sur l'épigastre avec la pommade d'Autenrieth, ont pensé, par analogie, qu'ils retireraient de plus grands avantages de la vaccine, en faisant, dans ce cas, les piqûres au bas du sternum (2). Jenner, à qui on doit les premières observations relatives à l'influence de la vaccine sur la coqueluche, fut aussi le premier qui conseilla de vacciner sur l'épigastre. M. Montain, Chirurgien à l'Hospice de la Charité de Lyon, fit des expériences comparatives en vaccinant des enfans atteints de la coqueluche, les uns aux bras, les autres au bas du sternum; et il observa que le succès était beaucoup plus marqué chez ces derniers (3). La vaccination sur l'épigastre, qui est tout aussi bien préservative que si on introduisait le virus par toute autre partie du corps, ne

(1) Rapport sur les vaccinatious de 1810, p. 59.

(2) Voyez à ce sujet les rapports sur les vaccinations pratiquées en France en 1812, p. 41 et suivantes; en 1813 et 1814, p. 45; en 1817, p. 50; en 1818 et 1819, p. 53.

(3) Vaccinations de 1812, p. 42.

devrait donc pas être négligée chez les enfans non vaccinés et malades de la coqueluche, puisqu'on obtiendrait à-la-fois deux résultats heureux par un seul moyen d'une exécution facile; ce qui est beaucoup à considérer, parce que les enfans étant le plus ordinairement indociles, se prêtent difficilement à l'usage des remèdes internes qu'exige le traitement de la coqueluche. Au reste, pour tranquilliser les personnes qui pourraient craindre que la santé des enfans ne fut compromise par la coexistance de deux maladies, je rappellerai que M. Rogery a donné plusieurs observations sur l'influence réciproque de la vaccine et de la coqueluche, d'où il résulte qu'il ne s'est manifesté aucun accident fâcheux de la coïncidence de ces deux affections; et que seulement la fièvre vaccinale a été plus forte et plus prolongée que de coutume. (1).

On voit dans l'intéressant recueil de la société de médecine de l'Eure un assez grand nombre d'observations de dartres guéries ou améliorées par la vaccine (2). J'en citerai deux : M. Jouen a vu six piqûres faites à un enfant dartreux, lui causer une telle éruption sur les bras, qu'ils furent couverts d'ulcères et de croûtes. Mais ce fut une

(1) Journal général de médecine, t. 21, p. 141.

(2) Voyez les annuaires de 1816, p 17 et 18; de 1817, p. 20; de 1810, p, 26 et 27.

crise vraiment salutaire ; car, au bout de vingt-cinq jours, cet enfant fut entièrement guéri ; et M. Jouen l'a vu, après plusieurs années, jouissant de la meilleure santé (1). M. Manoury rapporte l'exemple d'un enfant couvert de dartres, si dégoûtant, et dans un état de souffrance telle, que sa mère aurait, pour ainsi dire, vu sa mort sans regrets. Elle le lui abandonna, comme un sujet désespéré. M. Manoury le vaccina à la cuisse, ne trouvant pas aux bras ulcérés la moindre place pour une piqûre. La vaccine se développa très-bien ; mais l'inflammation fut effrayante, et la suppuration se prolongea pendant un mois. Enfin tous les accidens se calmèrent, et l'enfant a acquis une santé parfaite (2). M. Demohr raconte un fait semblable (3). Le comité central de vaccine a consigné dans ses rapports un grand nombre d'observations analogues. Le plus ordinairement on a pratiqué les piqûres vaccinales autour des dartres ; quelques praticiens les ont faites sur les dartres elles-mêmes, ou se sont contentés de passer dessus leur doigt imprégné de fluide vaccin. Dans tous les cas l'affection dartreuse a pris un degré d'activité plus considérable ; et il s'est allumé une fièvre

(1) Annuaire de la Société de médecine de l'Eure pour 1809, p. 25.
(2) Annuaire de la Société de l'Eure pour 1811, p. 37.
(3) Rapport sur les vaccinations de 1810, p. 60.

violente : mais cet effort de la nature, loin d'être un mal, a toujours été une crise salutaire (1). Quelquefois on a vacciné loin des dartres ; et, dans ce cas, plusieurs vaccinateurs ont vu un phénomène bien remarquable ; la vaccine, au lieu de se développer dans l'endroit de l'insertion, se manifestait sur les dartres, ou bien sur les deux endroits en même-tems. C'est ainsi que M. Mallet, chirurgien à Morlaix, ayant vacciné un enfant qui avait une dartre sur le bras gauche, près de l'épaule, les piqûres pratiquées loin de cette partie ne produisirent rien, et quatre boutons de vaccine se développèrent sur la dartre elle-même, qui se guérit après la dessication de ces boutons. Cet enfant fut ensuite soumis à l'inoculation variolique, qui fut sans résultat (2). M. Serrières, médecin à Nancy, vaccina au bras un enfant de dix ans qui portait à la face une dartre farineuse. La fièvre vaccinale dura trois jours ; ensuite il survint, à l'endroit de la dartre, une pustule vaccinale dont la marche fut aussi régulière que celle des pustules de l'insertion ; et la desquammation de l'épiderme termina cette maladie, qui durait depuis deux ans, malgré l'emploi de plusieurs remèdes (3). M. Maunoir, de Genève,

(1) Vaccinations de 1811, p. 31 et 32 ; de 1812, p. 37 et 38 ; de 1813 et 1814, p. 37 ; de 1815, p. 29 ; de 1816, p. 52 ; de 1817, p. 47 ; de 1818 et 1819, p. 51.

(2) Vaccinations de 1808 et 1809, p. 75.

(3) Rapport sur les vaccinations de 1811, p. 32.

vaccina un enfant qui avait les bras couverts de petites taches dartreuses : chacune d'elles s'enflamma, et produisit un bouton de vaccine, après la dessication duquel les taches disparurent (1). Des observations semblables ont été faites par le D.r Klein, médecin Bavarois ; il a vu que les dartres, la gale, les croûtes laiteuses, etc., détruisaient toute l'impression locale des incisions vaccinales ; attiraient à elles-mêmes l'action du virus, en acquéraient beaucoup plus de vivacité ; et que la fièvre d'inoculation était toujours fortement allumée. Dans ces cas, la susceptibilité variolique n'en était pas moins détruite, comme l'ont prouvé des inoculations subséquentes restées sans effet. Il a observé, en même-tems, que la vaccine avait modifié la plupart de ces maladies, qui, ayant pris un caractère plus animé, ont disparu bientôt après ; ou, lorsqu'elles n'ont point disparu, ne se sont jamais montrées avec plus de virulence, quand la vaccine a eu terminé son cours (2).

Enfin, M. Voisin, de Versailles, rapporte aussi, dans son mémoire sur la vaccine, que cette opération lui a procuré plusieurs fois la guérison d'affections dartreuses.

On a souvent vu la teigne recevoir de la vaccine une impression salutaire. M. Pagès, dans un mé-

(1) Bibliothèque britannique, sciences et arts, t. 15.
(2) Cité par le D.r Krauss.

moire sur la vaccine, parle d'un enfant de dix-neuf mois, qui était couvert, à la figure et en diverses autres parties du corps, de croûtes tei-gneuses qui avaient résisté à plusieurs remèdes. Elles disparurent après une vaccination qui, pourtant, n'avait produit qu'un bouton ; et cet enfant s'est depuis lors fort bien porté. L'ouvrage du D.r Krauss, et les différens annuaires de la société de médecine du département de l'Eure, offrent plusieurs faits analogues. Les rapports du comité central de vaccine en présentent aussi de fort intéressans. MM. Rogery et Salles ont observé que la teigne faveuse, dont les deux tiers au moins des enfans des arrondissemens de Saint-Geniez et de Valognes, étaient atteints avant l'introduction de la vaccine, avait presqu'entièrement disparu de ces contrées, depuis que la vaccination s'y opérait en grand (1). M. Jung, médecin à Creutznach, a fait aussi la remarque que cette maladie qui, dans ce district, attaquait un individu sur sept, est devenue beaucoup plus rare depuis l'introduction de la vaccine (2). Les vaccinateurs qui ont employé ce moyen de curation de la teigne, ont, le plus ordinairement, pratiqué les piqûres sur le

(1) Rapport sur les vaccinations pratiquées en France en 1818 et 1819, p. 51,

(2) Vaccinations de 1812, p. 39.

cuir chevelu ou autour du front, après avoir enlevé les croûtes teigneuses au moyen de cataplasmes émolliens. On a vu plusieurs fois que la simple vaccination aux bras était également suivie des meilleurs effets, par l'excitation qu'elle imprimait à tout l'organisme (1).

Les croûtes laiteuses ont aussi éprouvé l'action salutaire de la vaccine. On en trouve une foule d'exemples consignés dans les différens rapports du comité central de vaccine (2). Comme dans le cas de dartres et de teigne, on a souvent vacciné autour des croûtes, ou sur les surfaces ulcérées : quelquefois on s'est contenté de jetter dessus du virus vaccin, sans y faire de piqûres. La guérison a presque toujours été obtenue après une abondante suppuration.

L'action stimulante de la vaccine l'a fait aussi employer dans la gale invétérée. Chez un enfant de huit ans, qui, après la répercussion de cette éruption, avait le teint plombé, le ventre gonflé, et toute l'habitude du corps très-maigre, la vaccination, par des piqûres multipliées, développa une fièvre vive qui dura trois jours; et ce mouvement

(1) Vaccinations de 1808 et 1809, p. 81; de 1810, p. 68; de 1812, p. 40; de 1813 et 1814, p. 37; de 1815, p. 27; de 1817, p. 46.

(2) Voyez les rapports sur les vaccinations pratiquées en France en 1808 et 1809, p. 74; en 1812, p. 40; en 1813 et 1814, p. 36; en 1816, p. 48; en 1817, p. 45; en 1818 et 1819, p. 50.

excentrique détermina, du neuvième au dixième jour après l'inoculation, une éruption psorique, qui fut traitée méthodiquement, lorsque la vaccine eut terminé son cours. Alors l'enfant reprit son premier embonpoint (1).

Ce n'est pas seulement en France qu'on s'est apperçu de l'influence salutaire de la vaccine sur diverses maladies des systêmes cutané et lymphatique; les médecins anglais l'ont souvent remarquée; et nous avons déjà vu qu'en Bavière les Docteurs Krauss et Klein avaient fait les mêmes observations. Ces bienfaits de la vaccine ne peuvent donc être imputés à la prévention; on les a vus se multiplier dans toutes les parties du globe où ce précieux préservatif a pénétré. On lit dans la relation d'un voyage autour du monde, entrepris par François-Xavier Balmis, d'après les ordres du Roi d'Espagne, pour répandre, dans toutes les possessions de sa couronne, les bienfaits de la vaccine, que, dans cette expédition éminemment philanthropique et unique dans l'histoire, on a acquis la certitude que la vaccine ne préservait pas seulement de la petite-vérole, mais qu'elle guérissait simultanément d'autres affections morbides (2).

En rapportant tous ces faits de guérisons de

(1) Rapport sur les vaccinations de 1808 et 1809, p. 82.
(2) Bibliothèque Britannique, juillet 1807, p. 239.

maladies étrangères à la petite-vérole, obtenues par la vaccine, je ne prétends pas qu'il en faille conclure qu'elle ait agi d'après une propriété spécifique. Vouloir présenter ce moyen comme un remède universel, ce serait le discréditer aux yeux des gens sages. La vaccine n'a pu agir alors que comme un moyen révulsif et dérivatif, ou comme un excitant général des forces vitales : quelquefois aussi elle s'est comportée à la manière des escharotiques. Cependant je ne crois pas que les résultats de son action soient comparables à aucun des effets que nous obtenons de l'emploi des autres moyens que l'art nous présente. Par la vaccination, nous introduisons dans l'économie un *stimulus* que j'oserais appeler vivant, et qui doit, en s'identifiant avec nous-mêmes, modifier bien plus efficacement les propriétés vitales, et opérer dans la constitution des changemens bien plus intimes et bien plus durables. Ne sait-on pas, d'ailleurs, que, dans beaucoup de maladies chroniques, l'art s'efforce de susciter une fièvre qui puisse faciliter une réaction salutaire ? Or, la fièvre vaccinale remplit toutes les conditions désirables en pareilles circonstances. C'est ce qu'avait pressenti Jenner, dès les premiers tems de sa précieuse découverte, lorsque, voyant l'accès de fièvre que produisait la vérole des vaches, il se demandait « s'il ne serait pas possible » que, dans certains maux chroniques, on intro-

» duisit la vaccine dans le corps, avec la proba-
» bilité, fondée sur les principes bien connus de
» la physiologie, d'obtenir un soulagement (1) ».

Mais la vaccine ne borne pas ses bienfaits à la guérison ou à l'amélioration des diverses maladies chroniques des systêmes cutané, lymphatique et nerveux, que nous venons d'énumérer : nous la voyons étendre sa favorable influence sur deux fléaux de l'enfance, la rougeole et la scarlatine.

Le D.r Krauss, que j'aime toujours à citer, a souvent observé la coïncidence de la rougeole et de la vaccine, sans que la marche de cette dernière fût arrêtée; et, dans ces cas, la rougeole fut toujours très-bénigne. Dans une ville de 6,000 ames, où régnait cette maladie, sur soixante enfans qui ne l'avaient pas eu, aucun ne la prit pendant le cours de la vaccine; et, cette dernière une fois terminée, plusieurs eurent la rougeole, mais d'une manière très-douce. Une vaccination générale sembla même, dans un district, avoir arrêté momentanément l'épidémie. Il a remarqué que lorsque la rougeole paraissait en même-tems que la vaccine, c'était toujours dans la première période de celle-ci; d'où il croit pouvoir conclure que, dans la deuxième période de la vaccine, le corps n'est pas susceptible de l'infection rubéolique. Sur 300 enfans vaccinés

(1) Jenner, ouv. cité, p. 57.

qui furent atteints de la rougeole en 1807, un seul périt : sur 52 non vaccinés, 15 moururent ; et chez les 37 autres les principaux symptômes de la rougeole furent, en général, violens (1).

L'Annuaire de la société de médecine de l'Eure, pour 1811 (2), présente aussi plusieurs observations de coïncidence de la vaccine et de la rougeole, et cette dernière a toujours été bénigne. M. Montain, de Lyon, a démontré, ce me semble, comment la vaccine agissait dans ces circonstances ; il avait observé, que par l'effet de la vaccine dans deux cas de rougeole, cette dernière maladie avait porté toute son action sur la peau, et qu'elle n'avait présenté aucun des caractères de l'affection pulmonaire qui l'accompagne toujours. Il chercha à imiter ces heureux effets en employant, dans un autre cas de rougeole, les frictions de tartrite de potasse antimonié. Effectivement, il fit naître des boutons de forme vaccinale, et la toux fut à peine sensible (3). Or, dans ces cas la vaccine, en déterminant un mouvement excentrique, a fait une révulsion qui a débarrassé les organes pulmonaires de l'irritation morbilleuse.

---

(1) J'ai puisé les différens renseignemens que j'ai empruntés au D.r Krauss, dans la Bibliothèque universelle ; cahier de décembre 1819, pages 286 et suivantes.

(2) Page 47.

(3) Rapport sur les vaccinations pratiquées en France en 1812, p. 41.

On a également vu la fièvre scarlatine marcher avec la vaccine. Aucun des cas semblables qui se sont présentés à l'observation du D.r Krauss, n'a été mortel. M. Baron, médecin du département de l'Eure, a vu même que la scarlatine avait été adoucie sur plusieurs individus qui l'avaient contractée pendant le cours de la vaccine (1).

Sans doute que le génie de l'immortel Jenner avait soupçonné cette influence salutaire sur ces deux maladies, lorsque, considérant quel changement la matière infecte du *grease* éprouve en engendrant une maladie dans la vache, il disait : « Pourquoi ne penserions-nous pas que plusieurs » maladies contagieuses qui circulent parmi nous, » ne doivent leur existence qu'à une origine com- » posée ? Par exemple, est-il difficile de croire » que la rougeole, la scarlatine, et les maux de » gorge ulcéreux, qui sont accompagnés de taches » sur la peau, n'aient une source commune, et » que les variétés qui les distinguent entr'elles ne » soient que le résultat de la nature de leurs nou- » velles combinaisons (2) ? » Or, cette influence salutaire de la vaccine sur la rougeole et sur la scarlatine, ne ferait-elle pas soupçonner à ces maladies et à la variole une source commune ? Qu'on

(1) Annuaire de la Société de médecine de l'Eure, 1810, p. 27.
(2) Jenner, ouv. cité, p. 42.

fasse attention, en effet, que les anciens, qui ne connaissaient point la petite-vérole, ne connaissaient pas non plus la rougeole et la scarlatine: que ces trois maladies ont paru à-peu-près à la même époque, et ont également et concurremment envahi le globe par voie de contagion (1): que les deux dernières sont moins fréquentes depuis que la première a disparu devant la vaccine: qu'autrefois les épidémies de petite-vérole coïncidaient souvent avec celles de rougeole et de scarlatine; et que, dernièrement encore, que la négligence coupable de beaucoup de personnes a donné lieu à quelques apparitions de petite-vérole, on a vu se manifester en même-tems une épidémie de rougeole; maladie qui était déjà devenue très-rare depuis plusieurs années.

L'idée de la transmission de quelques maladies éruptives contagieuses des animaux à l'homme; de leur communauté d'origine, et de l'influence avantageuse qu'exerce sur elles la vaccine, qui, tout en ayant la même origine, pourrait être considérée comme l'espèce la plus bénigne, n'est donc point aussi illusoire qu'on serait tenté de le croire au premier abord. Elle se trouverait encore fortifiée par les exemples assez nombreux des avantages

(1) *Vide* J. P. Frank; *op. citato*, p. 231, § 345; et p. 62, § 291.

de la vaccine sur le claveau des bêtes à laine (1); sur-tout par les inoculations du claveau sur l'homme, qui, par là, a été mis à l'abri de l'infection variolique (2); et enfin par les transmissions du vaccin de l'homme aux moutons, et de ceux-ci à l'homme. M. Rogery, médecin de l'hospice de Saint-Geniez, ayant vacciné quatre brebis, prit de leur vaccin, qui reproduisit sur deux enfans une vaccine régulière (3).

En admettant l'identité de nature et d'origine entre la vaccine et la petite-vérole, on explique très-bien les nuances toujours décroissantes d'accidens que développent la petite-vérole naturelle, la petite-vérole inoculée et la vaccine; et l'on peut rendre raison du bien que ces différentes éruptions ont fait quelquefois.

La petite-vérole naturelle, placée au premier rang en raison de son intensité, devait exercer sur le corps humain une action très-considérable, parce qu'elle l'attaque dans toutes les saisons et dans toutes les circonstances de la vie et de la santé; que, régnant, pour l'ordinaire, d'une manière épidémique, la masse des miasmes vario-

---

(1) Rapports sur les Vaccinations pratiquées en France en 1806 et 1807, p. 99 et 100.

(2) Annuaire de la Société de Médecine de l'Eure, 1811, p. 201.

(3) Journal général de Médecine, t. 26, p. 112.

liques est énorme; que tous les corps en sont pénétrés par les voies de l'absorption pulmonaire, gastrique et cutanée, et par l'impression qu'ils portent sur le cerveau, au moyen des nerfs olfactifs; et qu'enfin son irruption subite affecte en quelque sorte tous les tissus à la fois.

Dans la petite-vérole inoculée, au contraire, le mal n'attaquait que des corps préparés et choisis; le virus n'était introduit que par un point de l'étendue du corps, et se trouvait modifié par le travail d'incubation que lui faisait subir le tissu cellulaire sous-cutané où on l'avait déposé; en sorte qu'il arrivait nécessairement que le *stimulus* étant moins actif, la réaction était moins considérable. Et puis, il n'y avait pas, en général, d'absorption des miasmes par les voies aérienne et gastrique; car il était d'observation que l'inoculation n'était jamais aussi douce, lorsqu'on la pratiquait pendant une épidémie de petite-vérole, il fallait, pour réussir complettement, que la maladie fut sporadique.

Enfin, dans l'inoculation de la vaccine, on emploie le virus natif et dans sa plus grande simplicité; et la vaccine ne développe point de miasmes contagieux.

On conçoit dès lors comment, dans certains cas, à la vérité très-rares, la petite-vérole naturelle pouvait avoir une influence heureuse sur quelques maladies, lorsque l'impression des miasmes varioliques avait été légère; mais aussi comment cette impression était le plus souvent indifférente pour faire le bien, quand elle n'était pas assez active pour faire beaucoup de mal : comment la petite-vérole inoculée n'introduisant dans le corps qu'un virus déjà modifié, et ne suscitant, pour l'ordinaire, qu'une réaction modérée, pouvait quelquefois stimuler l'économie dans les proportions convenables pour opérer la guérison de certaines maladies chroniques : comment, enfin, la vaccine, dégagée de tous les inconvéniens de la petite-vérole naturelle ou inoculée, doit, dans tous les cas, être exempte de danger; et, par son *stimulus* toujours doux et modéré, imprimer à tout le système un degré d'énergie assez considérable, pour contribuer à la guérison de maladies dont l'existence ou la tenacité dépendaient d'un état de langueur de l'économie vivante.

Les considérations que je viens de présenter sur les avantages de la vaccine dans plusieurs maladies, ne sont pas aussi étrangères à la question qu'il le paraîtrait au premier coup-d'œil. Il est à remarquer, en effet, que son influence s'exerçant plus particulièrement sur les affections des systèmes cutané et lymphatique, on peut demander à ceux qui l'accusent de produire tant de maux, dans quels systêmes organiques, autres que ces deux-là, elle susciterait des maladies. Or, dans l'état actuel de la discussion, on voit les partisans, comme les détracteurs de la vaccine, rechercher presque uniquement dans la série des affections de ces deux systêmes les preuves de leurs assertions pour ou contre cette pratique : c'est donc bien là que son influence bonne ou mauvaise doit avoir lieu. Maintenant tout lecteur judicieux, tout médecin impartial saura facilement fixer son opinion.

J'arrive maintenant à la dernière partie de la question, qui est de savoir si les sujets vaccinés peuvent transmettre à d'autres individus, par la vaccine, le germe des maladies dont ils seraient atteints ; et si, sous ce rapport, il est réellement avantageux et nécessaire de s'assujettir à des précautions extraordinaires.

Cette question devrait être résolue, si les faits et les raisonnemens que nous avons déjà produits ont prouvé suffisamment que la vaccine ne développe aucun principe morbifique, en ce sens qu'elle n'apporte dans le corps aucun germe de maladie. Nous pouvons encore fortifier ce témoignage par cette considération tirée de l'histoire des maladies contagieuses, que les miasmes ou virus n'engendrent jamais qu'une affection particulière et propre à la nature de chacun d'eux ; de même que, parmi les plantes et les animaux, on voit toujours le germe ou la semence produire un individu constamment identique aux autres individus provenant d'une source semblable. Ainsi le virus vénérien ne développera jamais que la syphilis ; les miasmes de la rougeole et de la scarlatine, que l'une ou l'autre de ces affections, etc., etc. : ainsi le vaccin, qui est un virus *sui generis*, ne pourra jamais donner lieu qu'à la vaccine, comme le virus variolique ne peut, suivant la remarque de Desoteux et Valentin, faire paraître que la petite-vérole (1).

Il n'est plus possible d'objecter que cependant l'un et l'autre virus ont quelquefois opéré le développement de maladies étrangères à la vaccine ou à la petite-vérole, parce qu'on sait que ces virus n'avaient été, dans ces cas, qu'une cause excitante, qui avait mis en jeu les propriétés vitales, et occasionné par là l'éruption d'humeurs différentes, dont le principe était déjà contenu dans le corps. On ne peut objecter non plus que la variole et la vaccine offrent elles-mêmes des degrés divers de gravité. Cette diversité d'action des mêmes virus, suivant les individus, n'a échappé à aucun observateur : Cullen fait cette remarque que, depuis que la pratique de l'inoculation variolique était devenue familière, on a vu la même matière produire chez une personne la petite-vérole discrète,

---

(1) Ouvrage cité, p. 162.

et chez l'autre la confluente (1) ; ce qui rend fort probable que les modifications de la petite-vérole, et, par analogie, celles de la vaccine, ne dépendent d'aucune différence dans la nature de la contagion, mais bien de l'état des personnes sur lesquelles elle agit, ou de certaines autres circonstances qui concourent avec son action. Rosen en donne, relativement à la petite-vérole, plusieurs exemples frappans (2) : c'est ce qui fournit à Bosquillon l'occasion de noter que quelques praticiens faisaient peu d'attention au virus dont ils se servaient pour inoculer ; entr'autres, Van-Swiéten, et Monro, d'Edimbourg. Desoteux et Valentin expriment formellement la même opinion (3) ; et les expériences de Kirkpatrick, à Londres, et de Peverini, en Italie, en démontrent la justesse, en prouvant que les virus autres que le variolique, ne se communiquaient point par l'inoculation de la petite-vérole. Or, l'analogie avec le virus vaccin n'est-elle pas exacte ? et n'en peut-on pas conclure autant de son inoculation ?

Mais à ces preuves préjudicielles joignons-en de directes et de positives.

---

(1) Elémens de médecine, t. 1er, p. 174. Voyez aussi Rosen, ouv. cité, p. 134.

(2) Ouv. cité, p. 243.

(3) Ouv. cité, p. 162.

Dès l'année 1803, M. F. Charoy, dans sa dissertation inaugurale présentée à l'école de médecine de Strasbourg, rapporte qu'il s'est livré à des expériences nombreuses, d'où il résulte que le vaccin repris d'un sujet galeux, conserve toute sa vertu, toute sa pureté, et ne communique pas la gale.

L'abbé Troussel, zélé et infatigable vaccinateur, a consigné, dans les différens annuaires de la société de médecine de l'Eure, plusieurs faits qui prouvent la vérité des expériences de M. Charoy. Il cite l'observation d'une gale transmise du vacciné au vaccinateur, par le contact, sans qu'elle ait été communiquée au sujet qu'il vaccinait de bras à bras (1).

M. Carozzi a inoculé le vaccin d'un galeux à vingt-un enfans qui ont eu la vaccine la plus régulière, sans aucune apparence de gale (2). Le comité central de vaccine a recueilli un grand nombre de faits semblables (3).

Des sujets teigneux, vénériens, scrofuleux, dartreux ont également fourni à plusieurs praticiens de la matière vaccinale qui a reproduit la vaccine, sans donner la moindre marque de la maladie

---

(1) Voyez les annuaires de la société de médecine de l'Eure, pour 1811, p. 34; 1813, p. 19; 1814, p. 23; 1815, p. 103; 1816, p. 14.

(2) Rapport sur les vaccinations pratiquées en France en 1808 et 1809, p. 55.

(3) Ibid., et vaccinations de 1810, p. 110.

coïncidente (1). M. Fion, chirurgien à Jemmape, frotta avec l'extrémité de ses doigts imprégnés de fluide vaccin, l'épaule dartreuse d'un enfant. Onze boutons se développèrent sur cette partie, et leur matière inoculée à d'autres enfans, leur donna la vraie vaccine, sans aucune complication (2).

La coïncidence de la petite-vérole et de la vaccine a servi encore à prouver que le virus vaccin restait toujours pur et sans mélange. M. Rebut, médecin aux Andelys, vaccina, le 13 septembre 1812, un enfant qui éprouva le lendemain tous les symptômes de la petite-vérole, dont l'éruption se fit deux ou trois jours après avec assez d'abondance. Le 20, on prit sur le bras de cet enfant du fluide des pustules vaccinales qui s'étaient bien développées, pour en vacciner d'autres, qui eurent de beaux boutons avec tous les signes d'une vraie vaccine. Cependant, comme leur état laissait de l'inquiétude aux parens, M. Rebut inocula la petite-vérole à deux de ces enfans, un mois après leur vaccination, et il ne se fit aucun travail dans les nouvelles piqûres (3). M. Manoury rapporte deux faits semblables (4). M. Pellieux, médecin à Baugency, a

(1) Rapport sur les vaccinations de 1808 et 1809, p. 55.

(2) Ibid., p. 56. Voyez aussi l'annuaire de la Société de médecine de l'Eure, 1816, p. 14.

(3) Annuaire de la Société de médecine de l'Eure, 1813, p. 22.

(4) Annuaire de la même société, 1811, p. 35 et 36.

inoculé le vaccin d'un varioleux à vingt-trois sujets qui ont eu simplement la vaccine (1). De pareilles observations ont été recueillies, en assez grand nombre, par le comité central de vaccine (2). Alexandre Monro, d'Edimbourg, affirme également que le virus pris d'une pustule de vaccine d'un sujet qui a actuellement la petite-vérole, ne donne que la vaccine.

Dans l'annuaire de la Société de médecine de l'Eure, pour 1813, on lit que M. Duval, médecin à Alençon, prit du vaccin sur un enfant atteint en même-tems de la rougeole, et communiqua la vaccine seule à trois autres individus (3). MM. Voisin et Mangin, l'un à Versailles et l'autre à Toulon, ont vu, dans les mêmes circonstances, que le vaccin a produit la vaccine, sans aucune complication de l'affection morbilleuse (4). C'est aussi ce qu'ont observé M. Guillot, de Dijon, et M. Barrey, de Besançon (5).

M. B. P. Despeaux, dans une instruction sur la vaccine, publiée en 1808, a démontré qu'elle ne laisse aucun germe de maladie qui puisse se dé-

(1) Rapport sur les vaccinations pratiquées en France en 1808 et 1809, p. 54.

(2) Rapport sur les vaccinations de 1810, p. 109 et 110.

(3) P. 66.

(4) Rapport sur les vaccinations de 1808 et 1809, p. 51.

(5) Rapport sur les vaccinations de 1810, p. 169.

clarer plus tard ; qu'elle ne transmet avec elle aucune espèce d'humeur ou de virus, dont serait entaché l'individu sur lequel on aurait pris le vaccin. Il a vu que le virus puisé sur des enfans faibles et languissans, a eu au moins autant d'aptitude à produire la vaccine par l'inoculation, que le virus pris sur d'autres enfans sains et robustes. M. Fleury, conservateur du dépôt de vaccine à Clermont, rapporte qu'un enfant âgé de quelques mois, réduit au dernier degré de marasme, a fourni, quinze heures avant de mourir, du vaccin, qui a été inoculé avec succès à deux autres sujets qui n'en ont éprouvé aucune espèce d'indisposition (1). Enfin, on trouve dans le deuxième volume du Journal de médecine rédigé par MM. Leroux, Boyer et Corvisart, 10.e article, deux exemples rapportés par M. Richerand, qui tendent à prouver que le vaccin se transmet pur d'un sujet cachectique ou mal sain, à un sujet bien portant, sans communiquer à celui-ci aucune maladie.

J'ajouterai à ces faits un témoignage imposant. Dans un rapport fait au nom de la commission nommée par la classe des sciences mathématiques et physiques de l'Institut, pour l'examen de la méthode de préserver de la petite-vérole par l'inoculation de la vaccine, par MM. Portal, Fourcroy,

---

(1) Rapport sur les vaccinations de 1810, p. 110.

Huzard et Hallé, on lit que « l'expérience a dé-
» montré que, dans aucune circonstance, la nature
» de la vaccine n'était altérée par les maladies
» cutanées ou autres existant simultanément. La
» liqueur même extraite du bouton, mêlée à celles
» de diverses éruptions cutanées, quelles qu'elles
» soient, et ensuite inoculée, ne présente aucune
» différence dans ses effets, et produit à part un
» bouton de véritable vaccine, tandis que les
» affections propres au virus mêlangé se développent
» d'autre part (1). » Or, quoi de plus concluant que ces faits? Et si le vaccin extrait du corps repousse toute alliance avec les autres virus, à combien plus forte raison ne la repoussera-t-il pas, quand il jouira de toute son énergie, faisant encore partie de l'économie vivante? « Ainsi, ajoutent
» les commissaires, les maladies étrangères à la
» vaccine, de quelque manière qu'elles l'affectent
» dans son développement, n'exercent, par leur
» combinaison et leur complication aucune in-
» fluence sur sa nature et ses propriétés. »

Je rappelerai encore les expériences de Woodwille à ce sujet. Il inocula le même jour vingt-huit personnes avec le virus de la vaccine et avec celui de la petite-vérole qu'il avait mêlés ensemble par parties égales. Le résultat fut que, chez plus de

(1) Voyez le Magasin Encyclopédique; prairial an XI, p. 164.

la moitié des personnes inoculées de cette manière ; l'affection locale prit les caractères distinctifs de la vaccine ; chez les autres elle parut avoir plutôt ceux de la petite-vérole ; mais les uns et les autres n'eurent qu'une indisposition très-légère, et qu'un très-petit nombre de boutons. Woodwille prit du virus des boutons de vaccine, et il l'envoya à Jenner qui produisit, en l'inoculant, la véritable vaccine (1).

Enfin, je dirai pour dernière preuve de l'homogénéïté toujours constante du virus vaccin, que le D.r Decarro n'a pas observé la plus légère différence entre ses vaccines de 1799 et celles de 1820 (2); et que le D.r Sacco a suivi la vaccine jusqu'à la cent dix-septième génération, sans avoir observé aucune différence entre les premiers et les derniers vaccinés (3) ; ce qui me semble être une preuve bien frappante de l'innocuité de ce virus et de son inaltérable pureté ; car on ne peut douter que dans les cent dix-sept individus qui se le sont successivement transmis, il n'y en ait eu plusieurs qui fussent atteints de quelque vice humoral ; et, si le vaccin eut pu se mêler à un autre virus ou hu-

(1) Rapport sur le cow-pox, p. 102 et 102.

(2) Bibliothèque universelle, tom. 13 ; cahier de février 1820, Sciences et arts.

(3) Bibliothèque Britannique, tom. 30, p. 187.

meur étrangère, il est certain qu'il eût produit divers accidens sur plusieurs de ces individus.

On est donc autorisé à établir que la vaccine ne pouvant transmettre aucune autre maladie dont serait atteint l'individu qui aurait fourni le vaccin, il n'est point nécessaire de s'assujettir à des précautions extraordinaires dans le choix de ce virus. Néanmoins, comme, dans une matière aussi délicate, il importe de ne rien omettre, je dois dire que Jenner a souvent remarqué que « si un enfant » a le visage couvert d'éruptions ; sur-tout si cette » maladie est accompagnée de la râche (*tinea* » *capitis*), le virus vaccin le plus pur produira sur » ce sujet une pustule qui ne contiendra jamais » une matière limpide, mais qui sera toujours » plus ou moins purulente : et que, si on prend » à cette source pour inoculer, presque toujours » on produit une pustule semblable ; la croûte qui » lui succède n'est ni dure, ni d'une couleur foncée, » comme la vraie croûte vaccinique, mais molle » et d'une couleur ambrée, comme celle de la » petite-vérole, et le cours de la maladie est sen- » siblement altéré (1) ». Mais Jenner ne dit pas si cette pustule ne garantit pas de la petite-vérole, et si elle communique la râche ; ce qui toutefois n'est pas probable, car cet exact et fidèle obser-

(1) Bibliothèque Britannique, tom. 25, p. 182.

vateur n'eut pas manqué de le noter et de le dire.

Je rappellerai encore que quelques médecins, entr'autres le professeur Chaussier, prétendent qu'à mesure que le vaccin est transmis à une série d'enfans faibles, ou d'une constitution originairement maladive, il manque plus souvent son effet. M. Tourneur-Dubreuil appuie cette opinion du fait suivant; il assure avoir inoculé, sans succès, quarante-trois enfans, avec du vaccin pris sur un sujet de trois mois, dont la santé extrêmement faible faisait craindre qu'il ne vécut pas long-tems (1). Le comité central de vaccine, sans rejetter entièrement cette opinion, qui ne lui paraît pas fondée sur une suite d'expériences bien positives, croit pouvoir dire que, pendant les dix premières années qui ont suivi l'introduction de la vaccine en France, cette maladie lui a toujours offert les mêmes caractères, et que, dans les nombreuses vaccinations qu'il a faites, il n'a point remarqué de différence entre la vaccine d'un sujet faible et celle d'un individu fort (2). Au surplus, quand la chose existerait, on n'en pourrait rien conclure en faveur de la transmission de certaines maladies au moyen du vaccin.

---

(1) Rapport sur les vaccinations pratiquées en France en 1808 et 1809, p. 56.

(2) Ibid.

*

Malgré tout, comme il pourrait arriver qu'en prenant ce virus sur un sujet couvert de râche, de gale, de dartres, etc., la lancette se trouvât en contact avec la matière de ces éruptions : comme, lors de la coïncidence de la vaccine et de quelques maladies aigües éruptives ou contagieuses, le rapprochement des sujets, dans la vaccination de bras à bras, pourrait donner lieu à contracter ces maladies par voie ordinaire de contagion, ce qui fournirait un prétexte d'en accuser la vaccine, je pense qu'il est prudent de s'abstenir de puiser à de pareilles sources, quand on aura la facilité de se pourvoir ailleurs. Mais, hors ces cas de maladies éruptives ou contagieuses, aiguës ou chroniques, je crois qu'on peut prendre le vaccin sur tous les sujets indistinctement ; et qu'ainsi, lorsque des personnes vaccinées présenteront consécutivement quelque éruption étrangère, quelque affection insolite, on ne sera pas autorisé à en accuser la vaccine, qui, je le répète, n'aurait été, tout au plus, qu'une cause occasionnelle et déterminante de leur apparition.

BIBLIOTHÈQUE ROYALE

www.ingramcontent.com/pod-product-compliance
Ingram Content Group UK Ltd.
Pitfield, Milton Keynes, MK11 3LW, UK
UKHW021056200726
13857UKWH00003B/960